Brief Therapy with Intimidating Cases
Changing the Unchangeable

困难案例的
短程心理治疗
改变无法改变的

Richard Fisch ［美］ ｜著
Karin Schlanger ［美］ ｜

陈珏　钱捷 ｜主译

上海科学技术出版社

图书在版编目（ＣＩＰ）数据

困难案例的短程心理治疗：改变无法改变的 ／（美）
理查德·菲什（Richard Fisch），（美）卡琳·施兰格
（Karin Schlanger）著；陈珏，钱捷主译. -- 上海 ：
上海科学技术出版社，2020.8（2025.1 重印）
ISBN 978-7-5478-4921-7

Ⅰ.①困… Ⅱ.①理… ②卡… ③陈… ④钱… Ⅲ.
①精神疗法 Ⅳ.①R749.055

中国版本图书馆CIP数据核字(2020)第079971号

Brief Therapy with Intimidating Cases: Changing the Unchangeable by
Richard Fisch and Karin Schlanger

Copyright © Richard Fisch and Karin Schlanger

Original English edition published by Jossey-Bass Inc., Publishers in
1999

上海市版权局著作权合同登记号 图字：09-2020-140号

困难案例的短程心理治疗：改变无法改变的
Richard Fisch［美］ Karin Schlanger［美］ 著

陈珏 钱捷 主译

上海世纪出版（集团）有限公司
上海科学技术出版社 出版、发行
（上海市闵行区号景路159弄A座10F-9F）
邮政编码 201101 www.sstp.cn
上海雅昌艺术印刷有限公司印刷
开本 889×1194 1/32 印张 7.875
字数 150千字
2020年8月第1版 2025年1月第8次印刷
ISBN 978-7-5478-4921-7 / R·2087
定价：58.00元

专家推荐语

20世纪中期家庭治疗在美国发端，当时位于加州的心智研究所（MRI）就像武林中的华山，各路高手云集，跨界、跨理论的碰撞交汇，精彩纷呈，一时成为家庭治疗的大本营和学术重地。后来从那里生发出短程家庭治疗（brief family therapy）、Haley策略治疗（strategic therapy）和米兰系统模式（Milan systemic model）等。目前国内的中德班家庭治疗，就是米兰模式在德国海德堡大学的衍生发展。陈珏教授这次将短程家庭治疗引介给我们，补齐了最正宗、最原汁原味的家庭治疗的老树新花。

陈向一

中国心理卫生协会心理治疗与心理咨询专业委员会

家庭治疗学组原组长

初看书名和目录，被惊到了！困难案例，居然短程治疗就行了？仔细看下去，逐步明白了，首先是治疗师要有面对困难的勇气、信心和积极的治疗态度，这样才能促进行为改变的启动；同时又需要有基于细致专业评估的干预策略和具体技术；最重要的是，短程治疗并非意味着很快就有"疗效"，而是隐含着这样的观念：治疗师能够做的是有限的但又是积极的，而不是无所不能地一定要"治好"患者，因而很长时间都无法结束治疗……充满智慧！

张海音

中国心理卫生协会精神分析专业委员会主任委员

对于心理治疗的实践者来讲最难得的，一是会把复杂的问题简单化，二是能把简单的问题复杂化。心理治疗的理论和技术通常都很高深、富含哲理，但在面对个案时治疗者要将其变成简单的大白话，用谁都能理解的方式和来访者互动。然而，在治疗之后治疗师又要对看似简单的治疗过程进行复杂的反思和理论总结。该书以简捷的理论开头，通过案例尤其是困难的典型案例来展开，将短程心理治疗的理论和实践做了深入浅出的阐释，是教科书式的经典。短程心理治疗强调的诉求导向、互动、变化、构建及快捷有效都能很好地适用于现实实践的需求，值得学习与借鉴。

唐登华

中国社会心理学会婚姻与家庭心理学专业委员会主任委员

以系统论和控制论、Bateson 团队的沟通理论和 Milton Erickson 的催眠疗法以及后现代建构主义为理论基础，整合各种家庭治疗理论的"MRI 短程家庭治疗"，以其主要针对系统中改变动力最强的个体开展工作，从而带动整个系统转变的鲜明特色，在当今世界的心理治疗领域中独树一帜、继往开来；以简明扼要、聚焦灵活、短程有效的专业优势，让专业工作者在清晰的框架下与系统共舞，定会更多地应用于临床实践。

孟　馥

中国心理卫生协会心理治疗与心理咨询专业委员会

家庭治疗学组组长

双重挑战，双重诱惑！

《困难案例的短程心理治疗》这本书，实在是太有诱惑力了。我一口气看完，然后再反复地去看，根本停不下来！

在传统心理治疗领域，慢慢建立起治疗同盟，然后小心深入地探索过去，是治疗师必修的功课和专业胜任力。而快速应对及处理个案、不去探究问题的成因这种做法，似乎远离了正统，不仅是对治疗师能力的挑战，仿佛也挑战了人们对心理治疗拥有的常识。

短程心理治疗，从关注一个人是谁、他（她）做事情的方式及原因，到关注一个人在做什么，聚焦的是可以改变的部分，而不是不可改变的部分。治疗师高度关注之前那些没有效果的努力，从而发展出快速起效的方案。在十次之内，通常就可以给来访者带来出乎意料的改变。

另外一重挑战是针对困难案例的治疗。对自杀风险、抑郁、进食障碍、酗酒等困难个案，常规心理治疗总是在小心翼翼地评估后，倾向于选择转介给精神科医生进行药物治疗；而短程心理治疗在这些困难个案处理方面积累的经验和技巧，让我叹为观止，跃跃欲试。

在具有短程心理治疗基础知识和技能后，深入学习此书，一定会帮助心理治疗师提升对个案系统式的理解，并掌握高阶的干预技能，帮助更多的来访者。

刘 丹

清华大学学生心理发展指导中心副主任

德中心理治疗研究院中方副主席

心智研究所（MRI）是家庭治疗的圣地。在这里诞生了心理治疗史上最具革命意义的哲学：对问题的无效应对可能成为问题的一部分，人们向着自以为有用的方向一遍遍尝试改变，反而维持了问题的不变。由此诞生了以反直觉和重实效著称的治疗流派——MRI短程治疗。中国读者对这种治疗哲学并不陌生，它是我们文化中向来推崇的"四两拨千斤""顺势而为"，只是我们缺乏明确的、模块化的操作指引。《困难案例的短程心理治疗》填补了这一缺陷。它是学习MRI短程治疗的教科书，把MRI复杂的系统科学和哲学理论，转换成清晰易懂、极具操作性的临床指南。对几种在传统意义上被认为"困难"的案例，演示了恰到好处的干预，证明了系统哲学在临床应用中的效果。读者既可以把它看成一本操作手册，用以掌握这门简洁、实用、应用范围广阔的治疗工具；也可以把它当成理论学习的实践对照，作为了解MRI系统哲学思想和学习系统式家庭治疗的参考书。

李松蔚

临床心理学博士，注册心理师

内容提要

短程心理治疗（brief therapy）是一种针对人们主诉的、聚焦问题的心理治疗方法，它简洁、疗效明确，因此易被误认为只能应用于"轻症"问题的治疗。本书选取重度抑郁、幻觉与妄想、神经性厌食、酗酒、强迫症、自我毁损及多重问题的案例，展示如何应用短程心理治疗方法来治疗这些严重的、通常令治疗师畏惧的问题。这些案例多为"帕洛·阿尔托小组"治疗的真实案例，作者对案例成功的原因进行了详细的分析和阐述。从本书中，读者不仅能清楚了解短程心理治疗的理论和方法，更能一睹大师们四两拨千斤的手法与智慧。

本书适合精神科医师、心理治疗师、心理咨询师及其他相关人员阅读。

谨此纪念

John H. Weakland

及

心智研究所（MRI）前任管理者 Joyce Emamjomeh

译者名单

主译

陈珏　钱捷

译者（按姓氏拼音排序）

高睿　韩慧　彭素芳　张天然　郑毓鸰

翻译团队

上海市精神卫生中心临床心理科（心身科）

上海市精神卫生中心临床心理科（心身科），成立于 1988 年，采用心理治疗与生物学治疗相结合的心身整合治疗模式，医治与心理因素密切相关的精神／心理障碍，并以心理治疗为特色，在全国享有盛誉。历年来，科室引进、发展了诸多全国著名的心理治疗培训项目，同时在临床上率先实践各种心理治疗并加以研究和推广，包括精神动力性心理治疗、认知行为治疗、辩证行为治疗、家庭治疗、团体心理治疗、正念治疗、专注于运动的心理治疗等。其中，家庭治疗于 2000 年开始应用于临床。短程心理治疗（短程家庭治疗）是由现任科主任陈珏博士 2018 年从美国加州帕洛·阿尔托（Palo Alto）心智研究所（MRI）短程治疗中心引进的一种心理治疗，期待这一疗法可以为广大精神／心理障碍者提供更高效的治疗手段，帮助更多的来访者。

作者简介

Dr. Richard Fisch：医学博士，1966 年美国心智研究所短程治疗中心的联合创始人及主任，当时也是加州圣马特奥县希尔克雷斯特青少年中心（Hillcrest Juvenile Hall in San Mateo County, California）的精神科医生。他还在其居住的镇上当了许多年伍德赛德骑警巡逻队的成员。他出生于纽约布鲁克林，1954 年毕业于纽约医学院，1958 年搬到加州，和终身的朋友兼同事 John Weakland 一起工作。他们一起探索精神健康领域传统药物治疗方法以外的其他可能性，并创造了一种彻底改变了全世界心理治疗实践的模型。本书（*Brief Therapy with Intimidating Cases*）的最初版发行之后，他成了一名仪表级别的飞行员，一有机会就飞行。他于 2008 年退休，并在与阿尔茨海默病的长期斗争后，于 2011 年 10 月 23 日去世。我们非常想念他。

Karin Schlanger：婚姻与家庭治疗师，2008—2019 年任美国心智研究所短程治疗中心（Brief Therapy Center @ MRI）主任，2019 年创办了短程治疗中心有限责任公司（Brief Therapy Center, LLC，位于美国加利福尼亚州帕洛·阿尔托）。曾任旧金山大学（University of San Francisco）、斯坦福大学精神医学学院（Stanford University, Psychiatry School）以及湾区圣母大学（Notre Dame de Namur）的兼职教授。她用不同的语言在欧洲、拉丁美洲、日本以及美国各地讲授问题解决短程心理治疗。她自 1983 年离开家乡阿根廷来到美国后，便一直在短程治疗中心工作。2018 年以来，她在上海市精神卫生中心对一大批中国学员开展了线下结合线上的培训，并取得了巨大的成功。她已经发表了 30 多篇短程治疗相关文章和书内章节，出版了 3 本著作，后者被翻译成多种语言，现在也有了中文版本。她已婚并有两个成年儿子，目前生活在加利福尼亚州的帕洛·阿尔托。您可以通过邮箱 kschlanger@brieftherapycenter.org 直接与她取得联系。

中文版序一

今天在中国广为使用、越来越受欢迎的系统式家庭治疗，是一种"长间隔的短程治疗"，即治疗访谈频率不高、次数不多，以家庭系统为工作单元的心理治疗。它最初由德国专家 Stierlin 和 Simon 于 1988 年传入中国。不过，这个疗法的根在美国，也就是本书两位作者所在的帕洛·阿尔托（Palo Alto）心智研究所（Mental Research Institute, MRI）。本书所述的短程心理治疗，即 MRI 短程家庭治疗。

本人的老师万文鹏在 1986 年访问德国时第一次接触系统式家庭治疗，感到非常新奇。后来他在举办"中德心理治疗讲习班"时，让我学习这个疗法。在那个班上，Simon 老师用我提供的两个案例做了治疗访谈，在班上放录像时对中方教员和学员都产生了强烈的冲击，因为这个疗法跟我们知道的、以为的心理治疗差别太大，简直可以说是离经叛道！1990 年我去德国海德堡跟他们学习，读了几本 MRI 的经典著作，以及对 MRI 影响很大的 Milton Erickson 的书，对这个治疗方法的来龙去脉有了更多了解，加上三年中见到的大量实际案例，于是头脑中原有的精神病学理念受到挑战，我开始用系统的观点来看待临床问题，用经过意大利米兰小组、德国海德堡小组发展和改进的方法来处理临床问题。26

年来，我一直在中国实践、推广这种疗法。从临床经验和一些科研项目的结果看，短程家庭治疗适应证广泛、效果好、效率高、副作用少，有很好的社会效益，对助人者、求助者而言也有很好的经济效益。

本书以临床上的疑难重症案例来介绍短程家庭治疗的理念和技术，对专业人员或想了解家庭治疗的普通读者是很好的材料。现在风行"循证医学"研究，前瞻性的随机对照实验（RCT）被认为具有最高的循证价值。但是，在心理治疗领域，RCT 其实是不可能真正实施的，而古典的个案研究方法永远都有不可替代的价值。尤其是对于需要创造性、艺术性和主观能动性的心理治疗探索更是如此，因为治疗变化需要人际系统的所有参与者，即由"问题系统＋专业人员"构成的"解决问题系统"的所有参与者，都发生控制论所谓的"第二序"改变，而这样的改变不是可以由实验者操纵和测量的。对个体、对人际系统的干预，没有客观的观察者。

这就是包括本书作者之一 Richard Fisch 在内的 MRI 的先驱们在心理治疗界引发的"范式改变"。后现代思潮中对建构主义的讨论，并不是空泛的哲学内容，而是有对应现实的。短程家庭治疗将其精神现象认识论的视角扎根在 20 世纪最富创见与颠覆性的心理治疗元理论之中，包括：Ludwig von Bertalanffy（1950）的一般系统论、Gregory Bateson 团队（1967）的沟通理论、Milton Erickson 的催眠疗法以及 Ernst von Glassersfeld（1990）的激进建构主义等。它摆脱了传统心理治疗对个体历史的纠缠和传统个体精神病理学对症状的一元化视角，不是给"病人"找"毛病"，而是请来访者描述"诉求"；不去给个人"贴标签"，而是在互动中"看电影"；不追求所谓"深刻"的理解，而寻求跳脱所谓"难题"的改变。简而言之，短程家庭治疗放眼未来，立足当下，推动改变。

本人很喜欢看论说精妙的临床案例图书，从中得到了很多滋养，有时候就在临床情境中直接借用别人的经验。即便只是用他人的案例来讲故事给当下的来访者及其家庭听，都会产生积极的影响。本书的第 1 章概括介绍那些堪称"惊世骇俗"的理念，后面用一般心理治疗师遇到都会发怵的案例来解说，可以让读者心领神会：为什么系统治疗师不在意下诊断，什么是"解决方法本身就是问题"，"再加一把油"为什么导致"无结局游戏"……读者可以看出，短程心理治疗的理念很像中国的道家思想，或者像可以让人产生顿悟的禅宗思想。徐韬园教授有一次跟我讲他的养生观，提到他过 70 岁生日时，他的老师夏镇夷送给他"少干就是多干"六个字。这其实就是短程心理治疗的精髓之一：对一些临床问题，"无为"比"加把劲"重要！

在我自己的临床案例中，也不乏初诊阶段情况非常复杂、高危、顽固，但后来发生了"戏剧性改变"的。有些案例来一次就明显好转甚至痊愈。我回国三年后，在昆明给我的老师 Stierlin 看我的治疗录像，他说这种"一锤定音"的治疗，在文献里被称为 single-session therapy，即单次治疗。本人在上海带的研究生要轮流跟诊 2～3 个月，结束时要写几个印象深刻的案例，十多年下来已经积累了不少这样的案例。很希望在中国做家庭治疗的精神科医师、心理治疗师以后可以有类似本书这样的著作，拿来与外国发源地的实践做对照，例如，可以对比一下东西方心理治疗情境中存在的文化差异和跨文化普适性。

短程家庭治疗和系统式思维，十分契合当下中国社会发展速度的节奏以及现代中国家庭对"求同存异"的共生性家庭多元文化的渴求。系统式家庭治疗于 20 世纪 80 年代传入中国，整整 30 年后，MRI 短程家庭治疗在上海市精神卫生中心临床心理科主任陈珏博士的努力下正式引入中国，本书的第二作者 Karin Schlanger 博士作为 MRI 短程家庭治疗的当代代表人物之一来到中国开展培训工作，进一步延伸了系统式家庭治疗在中国的发展，此举可喜可贺。Schlanger 博士曾任美国 MRI 短程治疗中心（Brief Therapy Center）主任，曾与 Don Jackson、Richard Fisch、John Weakland 及 Carlos Sluzki 等系统式家庭治疗的开创者们一起工作。希望这本带有经典意味的著作《困难案例的短程心理治疗》得到广大读者的喜爱，让读者得以品味系统式思维的精妙。

赵旭东

同济大学教授、主任医师、博士生导师

中国心理卫生协会副理事长

2020 年 5 月 1 日

中文版序二

在我对心理治疗的了解中，一般来说"短程（brief）"治疗多是为了解决效能和效用问题。心理治疗在美国常常会经历删繁就简、讲求效能效果和科学实证的过程，其外在压力当然还包括医疗保险支付（所谓医疗管控）或来访者（client）的"口袋深度"。短程心理治疗与其说是一个心理治疗学派，不如说是一个方法，强调聚焦于显露出的特定行为问题并加以解决，不太喜欢纠缠于前因后果。与更会讲故事的精神分析等所谓系统治疗相比，短程心理治疗显得不那么吸引眼球；同样，因时间有限，与那种慢悠悠以倾听来访者诉说为主的方式相比，短程心理治疗的治疗师更主动，更急切于解决来访者的问题，因此短程心理治疗似乎对治疗师的智力、情商要求更高，治疗师要能够更精准地观察、体验来访者，从而迅速地"get"到来访者的"点"。然而最重要的，是不与"症状"的历史成因过多纠缠，而是从更广阔的横断面看待"当前"的痛苦，注重对痛苦的功能性理解。与问题导向的治疗相比，短程心理治疗显得更具策略性、探索性，以解决方案为导向，关注是什么因素使问题持续而无法改变；短程心理治疗不执着于唯一"正确"的方法，以逮到"老鼠"为目的。这一治疗方法可用于个体、夫妻或家庭问题。短程心理治疗有一些基本要素。这方面的奠基性人物 Milton Erickson 有个著名的论断，即：如果想改变一条大河的走向，采用堵的方式，河水就会漫过；如果接受河水的力量，顺势而为，就可以导引河流的新走向。这和大禹治水的思想如出一辙。Richard Bandler 则相信人们对治疗的掌握可以发生得非常快，不需要每周只解决问题的一小部分，完全有可能通过短时间内理解、掌握并不断重复练习而发生迅速的改变。

具体到本书所述的 MRI 短程心理治疗方法，其源自加州的美国心智研究所（MRI）成立前后几个大脑的思想火花，包括人类学家 Gregory Bateson、催眠治疗师 Milton H. Erickson、精神科医生 Don Jackson，后来 John Weakland、Jay Haley、Paul Watzlawick 和 Richard Fisch 发表了源自早期研究结果的理念，发展出全然不同于当时主流心理治疗模式的关于人的问题形成和解决的理论假设。之后通过临床应用和完善，形成了短程心理治疗的雏形。MRI 短程心理治疗方法具有广泛的应用性，这是由于它是以来访者的主诉作为问题本身，而不是把主诉当作其他问题的一部分；它把来访者的行为尤其是问题行为，看作是他们与他人尤其是亲人、朋友、同事等互动的一种功能；它不以定式和病理学观点看待来访者的问题，而是把来访者放在其所处的环境中来看待他们；治疗师假设，个人行为的重要决定因素是他人的行为；注重于言语的使用，强调来访者的资源，弱化来访者自身责任和缺点，治疗师则乐于承担，创造尊重、耐心和创造性的气氛，以利于来访者从新的角度思考和行动。

短程心理治疗师的一项主要任务是找到来访者对问题的解释，这样才能寻找解决方案，他（她）会了解问题是在什么样的环境下出现，问题的各个方面如何相互影响，来访者迄今尝试过哪些解决办法。第二项很重要的任务是找出和接触那些最有意愿做出努力以改变问题的人，这方面的理念就是将大部分的治疗时间和努力花在为改变努力最多的人身上。治疗师会争取对来访者的价值信念体系产生吸引，从而推动其向积极的方向改变行为或从事活动。第三项任务是建立明确坚实、可实现的治疗目标。治疗师与来访者合作，以决定什么是来访者希望通过治疗收获的、什么时候来访者将由自己来掌握未来。这一假设强调来访者的现在以及未来的可能性，而不是过去。第四项任务是通过干预，帮助建立来访者处理当前问题的能力，这是基于心理治疗主要目标之一的核心假设，是引导来访者改变处理其问题的方式。这样的干预是深思熟虑的结果，涉及一系列技能的使用。最后一项任务是治疗师的退出，即如何使来访者有信心在没有治疗师的情况下以自身能力自如应对。

总之，这一治疗模式是让治疗师以正性、目标导向的方式帮助来访者，因此要求治疗师建立细致的观察能力，以不同观点看待事物的能力，以及查知来访者自身具有的巨大资源的能力。所以这一模式貌似简单，其实不然，需要治疗师跨出他们原有的参照体系，为困难的人类问题寻觅创造性的解决方案，这一过程当然会给予治疗师更大的成就感，也会增加来访者的满意度。

短程心理治疗，包括 MRI 短程心理治疗方法，如今已经在全世界取得了很大的成功。在中国大陆，由于陈珏博士团队的推介，以及来自 MRI 的 Karin Schlanger 博士亲自前来上海开展培训，它也得到越来越多的认可和推广，各地的实践业已证明它同样是适合于中国文化的一种心理治疗方法。作为一本经典的工具书，这本由 Richard Fisch 和 Karin Schlanger 合著的短程家庭治疗译本充分体现了 MRI 短程心理治疗的理念和实践，置传统意义上的疾病标签而不顾，以诸多临床上困难或用作者的话说是"令人畏惧"的案例，挑战了短程心理治疗难以作为严重精神障碍治疗主角的流行判断，真实完整地体现了这一疗法的规范操作及其有效应用。

徐一峰

上海市精神卫生中心院长

2020 年 6 月 21 日于上海

中文版序三

我很高兴能在 2020 年出版本书的中文版时写一个新的序言，因为在这 20 年里，发生了很多事情。

心智研究所（MRI）已经关闭了。但如果在互联网上进行快速检索，你会发现，它目前作为一个基金会，负责继续运作出售了位于 Middlefield 路上那栋标志性建筑物后所得的资源。令 MRI 自 1966 年以来名扬四海的所有资料与培训项目，现在仅由短程治疗中心（Brief Therapy Center，BTC）负责提供。为了让短程心理治疗这种务实、有用的模型保持活力，将这个模型推介到世界上的不同国家势在必行。

家庭治疗诞生于 1952 年"帕洛·阿尔托计划"（Palo Alto Project）。该研究的目的在于在家庭生活与精神分裂症发展之间建立关联。"帕洛·阿尔托计划"的成员——Weakland、Haley 和 Fry 受到了 Gregory Bateson 的极大影响，其影响力通过 Weakland 及其同事的工作一直持续到了 2020 年。在短程治疗中心（BTC），**我们就是历史**，我们也正在展望未来。

对于问题开始和维持的**情境**（contex）的专注力，是"问题解决短程心理治疗"（problem solving brief therapy）与其他家庭和系统治疗模型的不同之处。它使治疗师能够仅通过与寻求帮助的那位家庭成员一起工作，便可以影响整个系统、整个家庭。根据我们的经验，这个成员通常**不是**那个所谓的"患者"，而是被主诉行为困扰最深的那个人。使用电子产品过度的青少年会因为这个问题想要求助治疗师吗？很可能不会！但是父母或老师会希望他们在学校有更好的表现吗？很可能会的！还有，权威人士一直在试图对青少年做些什么或说些什么，不仅没效果，而且在不知不觉中让情况变得更糟了，有没有这种情况？每一种情况都只能在它发生的情境中得到解释。

从这个角度来看，治疗师处理新的案例的方式**界定**了人们对治疗方法的感知方式，这也正是我们写作这本书的原因。我们想向您展示，如果您处理一个新的案例仿佛是在玩一幅拼图，不带任何关于这个来访者可能适合的盒子／诊断的成见，那么，新的大门将为您敞开。以这种与以往完全不同的途径来应对老问题，将极大缓解寻求帮助的来访者的痛苦，从而更有效地带来改变。如果某人打电话来主诉另一个人进食不足——即神经性厌食，那么治疗师很有可能会在患者和这个家庭身上贴上一张进食障碍的标签。根据情况的严重程度，这张标签接下来会决定进食过少的人将被收治入院，而家庭成员可能会、也可能不会被纳入治疗。我们一次又一次看到，**当患者在治疗项目中时**，他们的情况有所改善（体重增加），但通常会在回家后复发。因为情境并未改变。

问题解决短程心理治疗会帮助治疗师，使他们不易对诊断感到畏惧，使治疗师能够聆听这个特定的家庭所呈现的特定电影、画卷或故事。治疗师可以仍然将互动视为"正常"，但可以看到来访者被**卡住**了，需要得到帮助以再次前行。无须费时调查来访者的过往、问题如何开始，以及对当事人所作所为的意义和原因进行解释，短程心理治疗所感兴趣的，是为了帮助来访者向前看，对此时此地正在发生的事情进行**描述**。这个看待整个现实的不同视角——不仅对来访者／患者而言，也是对治疗师而言——要求专业人员付出充分的耐心，但是这项投入是有价值的，它将孕育出令人耳目一新的观点。"熟能生巧"是一条我们耳熟能详的俗语，被沿用至此：实践和督导是将这种新模式应用于治疗实践的关键，因为在刚开始使用它的时候，感觉就像电影《皇家婚礼》里的 Fred Astaire，看上去像是在天花板上跳舞。用我们的同事 Heinz von Foerster 的话讲最贴切："如果你想要学会怎样看，你应该学习怎样做。"当您能够从一个不一样的角度看待现实时，您与世界的互动**将会**改变。

Karin Schlanger, MFT
短程治疗中心主任
2020 年 5 月

译者前言

2017 年 2 月，我在美国斯坦福大学进食障碍项目组访学的最后一周，作为一名家庭治疗师和督导师，我决定造访位于附近帕洛·阿尔托（Palo Alto）的美国心智研究所（Mental Research Institute，MRI）。心理治疗界熟知，MRI 是家庭治疗历史上著名的帕洛·阿尔托小组所在地，成立于 1959 年，全世界众多家庭治疗先驱都曾在这里工作过，如 Gregory Bateson、Don Jackson、Paul Watzlawick、Jay Haley、John Weakland、William Fry、Richard Fisch 及 Virginia Satir 等。

2017 年 2 月 23 日，和老朋友、在美国加州执业的临床心理学家童慧琦博士一起参观完 MRI，在门口四处找人帮忙合影留念之际，有幸撞见了当时正去买咖啡的 MRI 短程治疗中心主任 Karin Schlanger 博士。当晚她在 facebook 上描述了这段奇遇，并写道："我们的关系从此诞生，从不厌倦如此奇特的魔法！欢迎陈珏博士！"Karin 还慷慨答应了我提出的尽快约见她的请求。第二天，在她那间 MRI 先驱们也曾工作过的办公室，她用简洁明了的语言向我介绍了 MRI 短程治疗的基本理念和工作方式，并推荐了数本经典参考书。短短 1 小时，她的热情、敏锐、直接和那间红色墙面的办公室给我留下了极深刻的印象。此次交流为Karin 来到中国传播短程家庭治疗播下了一颗种子。

之后，经过无数次邮件交流和讨论，2018 年 5 月我终于邀请到 Karin Schlanger 博士来上海市精神卫生中心举办首届短程家庭治疗连续培训项目。首届培训吸引了来自全国各地的 180 位学员前来学习，Karin 老师沉稳的大师风范、扎实的专业功底、敏锐的洞察力、风趣幽默的授课形式深受学员们喜爱。学员们接受第一次培训后，在项目组的精心组织下分小组开展活动、定期学习并分享自己在实践中的感悟、经验与困惑，Karin 老师则给学员们定期写信答疑解惑、提醒大家治疗注意事项，并为学员提供定期网络督导。就这样，短程家庭治疗这颗种子开始在中国大地生根、发芽。

培训开展以来，大家一直希望有一本短程家庭治疗的教科书。在 Karin Schlanger 博士和上海科学技术出版社的共同努力下，学员们翘首以盼的《困难案例的短程心理治疗》中文版即将出版。本书所说的"短程心理治疗"，英文原文"Brief Therapy"，即"短程治疗"，Karin Schlanger 博士来中国培训时又称之为"短程家庭治疗"。MRI 短程治疗中心（Brief Therapy Center）成立于 1966 年，这一由 MRI 发展出的短程治疗又被称为"MRI 短程治疗"或"MRI 短程家庭治疗"，是全世界第一个短程心理治疗学派，它是针对来访者主诉、以探索解决问题的方法为核心的心理疗法，强调"改变"的必要。

之所以称之为"短程"，在于其与当时的精神分析比较，治疗周期短，疗程一般 4～10 次。要做到"短程"，治疗师需要将问题限制在来访者的诉求上，包括澄清来访者对现有问题的描述、其中的互动模式、来访者尝试未果的方法等，治疗师不会去打开所有的"门"；治疗师不去管问题的历史，不去寻求来访者压力的"更深"原因，而认为来访者带来的问题解决了，其他一系列相关问题都会迎刃而解。因此，短程心理治疗聚焦当下，帮助来访者解决其诉求问题，来访者的难题（即诉求）是短程心理治疗师工作的首要和主要任务。

之所以又称之为"短程家庭治疗"，因为其治疗目标是通过改变家庭系统而改变有问题的个体；它是以系统论和控制论、Bateson 团队的沟通理论、Milton Erickson 的催眠疗法以及建构主义为理论基础，和家庭治疗基本理论是一致的。不过，短程心理治疗和其他经典家庭治疗模式不一样，短程心理治疗师认为：不必会见整个家庭来产生变化，和动机最强的那个人工作就已足够，他（她）的改变一般会引发家庭互动系统的修正，从而推动整个家庭系统的改变。因此，短程心理治疗可以是"一个人的家庭治疗"。

鉴于上述鲜明的特点，短程心理治疗凭借它的聚焦、短程、灵活、实用、见效快等优势，成为国际盛行的独特的心理治疗学派，在实践中广受欢迎。当今，在我国社会飞速发展的背景下，各类心理问题也在快速滋生，快速的生活节奏需要有高效、灵活又能从根本上解决问题的心理疗法，而短程心理治疗恰是满足上述所有条件的疗法，这也是我与它"一见钟情"

并于 2018 年引进它的重要原因。自引进以来，国内医院、学校、社会机构等不同领域心理工作者们的实践表明，短程心理治疗是适合中国文化和当前中国国情的一种心理疗法。

本书的两位作者认为短程心理治疗不仅能有效处理日常生活中的问题（婚姻、育儿、睡眠或进食问题，甚至恐惧和焦虑状态等），也能有效解决"严重的"困难问题（如精神分裂症、偏执妄想、酗酒、重度抑郁、神经性厌食、强迫症等）。在理论上，他们认为"无论不想要的行为是什么，令人生畏的或是严重的，都不过只是行为而已"，意味着严重的困难案例中的"行为"和日常生活中的"行为"同样都是来访者想要解决的诉求问题，都是可以运用短程心理治疗方法加以改变的；在实践上，当时他们已经应用短程心理治疗成功治疗过这些困难案例。值得注意的是，作者们并不认为使用这种治疗方法应对所有困难问题都会成功，而是通过本书想要表明"这是有可能做到的"，并鼓励志同道合的研究者与临床工作者超越他们的工作进一步探索。作为一名精神科医师，我想要强调的是，本书并不意味着这些困难案例都只需要短程心理治疗即可，在当今整合治疗的医学模式下，由精神科医师评估和协同治疗将是最佳治疗模式。

本书的第 1 章简要陈述了短程心理治疗的基本假设和基本工作原理：该治疗模式脱离了传统工作方式中对如何给一个不想要的行为贴标签的关注，而更关注于问题发生的互动背景，并从中找出尝试未果的方法（即问题维持的原因），当来访者放弃他先前维持问题的努力，就会产生一个积极的结果，这反过来又会鼓励他进一步脱离先前的尝试未果的方法，如此循环，产生滚雪球效应，最终问题自然得以解决。第2章至第8章是作者们在执业中遇到的不同种类的困难案例，包括重度抑郁、妄想与偏执、神经性厌食、酗酒、强迫症、多重问题、强迫性自我毁损行为等，作者们介绍了成功的案例并详细阐述了它们是如何成功的，阐明如何在困难案例中运用问题解决法。第9章提出了未来进一步的研究方向与方法。

本书的治疗理论新颖、简明扼要，对困难案例的阐述脉络清晰、紧扣治疗理论，是当今难得的理论紧密联系实践的好书。成功处理困难案例的方法，同样可以扩展应用到临床"简单"案例（困难案例以外的其他案例）和日常生活案例中。相信本书将给在医院、学校、社会机构工作的精神科医师、心理咨询师、心理治疗师、老师和广大心理学爱好者打开一扇门，让大家看到一个新世界。相信最终，广大精神障碍、心理问题者会获益！

祝愿短程心理治疗这颗来自历史悠久的 MRI 宝库中的珍贵种子，在不久的将来可以在中国大地开花、结果！

最后，感谢 Karin Schlanger 博士敢于冒险、信任我、多次来到中国并不遗余力为我国培养短程心理治疗人才！感谢上海科学技术出版社韩绍伟编审多方协调、克服重重困难帮助我们团队出版本书！感谢中国心理卫生协会副理事长、系统式家庭治疗引进及推广者赵旭东教授，中国社会心理学会婚姻与家庭心理学专业委员会主任委员唐登华、副主任委员刘丹，以及中国心理卫生协会心理治疗与心理咨询专业委员会家庭治疗学组组长孟馥、前任组长陈向一等中国家庭治疗前辈们对短程家庭治疗在中国的发展给予的持续关注和支持！感谢来自全国各地的首届短程家庭治疗连续培训项目的学员们勇于尝试并无私分享自己的学习实践体会，他们将成为国内首批短程心理治疗师！感谢上海市精神卫生中心院长徐一峰、临床心理科前主任张海音等领导大力支持短程心理治疗的引进和发展！

感谢本书另一主译、复旦大学心理健康教育中心主任助理钱捷博士，从 2018 年短程家庭治疗培训开展以来，无论线下培训还是网络督导，她都全程担任口译，她精准的翻译、深厚的家庭治疗功底、温暖的笑容，使得短程家庭治疗在中国得到了最好的传播！

感谢本书的翻译团队，他们均是上海市精神卫生中心临床心理科（心身科）的精神科医师、心理治疗师和研究人员，他们都参加了 Karin Schlanger 博士的短程家庭治疗培训及培训后的实践，他们翻译过多本心理学专著，使得本书的理论和案例得以准确理解和传递！

陈珏

医学博士，主任医师
上海市精神卫生中心临床心理科主任
中国社会心理学会婚姻与家庭心理学专业委员会副主任委员
中国心理卫生协会心理治疗与心理咨询专业委员会家庭治疗
学组副组长
2020 年 5 月 16 日

英文版前言

近 30 年来，关于用短程心理治疗的方式解决问题这个主题，我们举办了不计其数的工作坊与研讨会。在演讲过程中，参与者常会问我们一个修辞性的但也是探索性的问题，通常听上去是这样的："我已经用了你们的方法，并且通常成效很好。但是你们真的可以把它用于严重的案例，例如精神疾病吗？"

刚开始听到这个疑问时，我们都很惊讶。因为对于那些可以被称为严重的、让许多治疗师感到畏惧的案例，我们已经成功地使用了这种方法。后来，我们意识到，由于想让我们的方法更加清晰，我们总是会用不那么戏剧化的问题作为示例：夫妻冲突、亲子问题、焦虑、轻度抑郁、恐惧症，诸如此类。同时我们也意识到，大家已经惯用的传统心理治疗方法，尤其是个体心理治疗的观点，其力量是非常顽固的。我们觉得是时候让大家清楚这一点了：无论不想要的行为是什么，是令人生畏的或是严重的，都不过只是**行为**而已。于是，写这本书的念头便诞生了。

19 世纪 60 年代的短程心理治疗氛围

很多读者也许已经不记得，在 30 多年前或更早的时候，短程心理治疗所处的是一种什么样的舆论氛围。心理治疗（例如"疗愈性谈话"）作为一种缓解心理压力的正统方式，很大程度上是精神分析发展和盛行的结果。在创立之初，精神分析还是一种形式相对简短的治疗（对弗洛伊德和他同时代的人来说，6个月的分析也并不罕见），但它后来就变得越来越复杂，并在短时间内发展成对病人来说相当漫长的一段冒险经历，时间通常是以年为单位的。

考虑到这个趋势，一些分析师（Alexander、French、Malan 和 Sifneos）致力于找到缩短治疗的方式。因为精神分析的模型本身是建立在对人类相关问题的合理观点上的，所以创新者们通过简化精神分析的技术来缩短治疗，同时保持了它的基本前提。这个基本前提是，无论病人今天的主诉是什么，它都只是一些非常复杂的状态的表面现象，而这些状态是在病人内心随着时间发展而来的。此外，这种状态在病人的意识觉察之外，根植于无意识深处。因此，若没有重构这种无意识状态而声称病人的压力有了永久性缓解，都被认为要么是庸医，要么就是过于天真。

这就是30年前心理治疗所处的主要舆论氛围。如果治疗师报告了一个只处理了主诉的成功案例，那么这种成功会被打上各种折扣：这个改变不会持久，原先的症状会卷土重来；替代性的症状会浮现，甚至可能会比原先的症状更糟（大约40多年前，在我进行住院医师培训期间，我记得有人告诉我："哪里有癔症发作，你就会在哪里见到一个精神分裂症！"）；最初的主诉不是**真正的**恐惧（或其他情况），只是一个更为表面的、服从于"支持性"治疗的事情。因此，治疗师只关注病人的压力或问题状态是不够的。简而言之，聚焦问题的治疗不可信，它处于心理治疗的边缘或者完全是事倍功半的。

聚焦问题的治疗方法的理论起源

当我们在 1966 年开始"短程治疗中心"（Brief Therapy Center）（其作为"帕洛·阿尔托小组"而被熟知）这一项目时，我们知道自己是离经叛道的。我们将来访者陈述的诉求作为工作的焦点，并且不去寻求其压力的"更深层的"原因。我们并不认为这轻率鲁莽，因为我们跟随着许多富于想象力而又扎实开拓的先驱者的脚印前行。

几十年前，Harry Stack Sullivan 通过将精神疾病视为人际现象而开辟了心理治疗的新天地（见 H. S. Perry 在 1962 年对 Sullivan 的介绍）。在 20 世纪 40 年代，Gregory Bateson 和精神病学家 Jurgen Ruesch 已经对从沟通的视角看待精神疾病产生了兴趣（Ruesch and Bateson, 1951）。Bateson 以 及 Don Jackson、Jay Haley 和 John Weakland 将这个兴趣进一步带进他们的研究，他们研究的就是被贴上精神分裂症标签的人群的家庭的沟通模式。他们的工作是家庭治疗的先驱。

Milton Erickson 是一位凤凰城的精神病学家，在 Bateson 及其同事的工作之前，他已经和病人工作了许多年，他在某种程度上完全放弃了个体精神病理学的观点。他将来访者的问题放入一个更为人性的框架中理解，将这些问题视为日常生活中可被理解的抗争，只不过抗争的方向搞错了（Haley，1973）。

我们接下来所描述的，是研究一系列人类困境的探索者，一步一个脚印地从传统的精神病理学离开，转而迈入一个更为广阔的社会互动领域的历程。我们自认为我们的工作追随着这条道路，并建立在大量他人的贡献之上。可以说，在所有贡献者中，我们受 Erickson 的影响最大。他以积极对话的方式与病人进行约定，给病人分配任务，即"家庭作业"，这个方法令我们着迷。我们也对他给别人的那些独特的、无法预料又迂回曲折的任务（例如，要求一个害怕进入餐馆的年轻男性去他最害怕的地方拿一个锅子出来）着迷。

短程治疗中心成立于 1966 年，致力于探索一种针对人们主诉的聚焦问题的解决方法，并在治疗结束后的 3 个月和 1 年各进行一次回访以评估效果。此书反映了我们和处理困难个案的治疗师的工作，这些困难个案包括所谓问题严重的来访者，还有被自身问题长期损害以至似乎身陷绝望的来访者。如果来访者似乎缺乏适当的资源进行心理疗愈性工作，比如，如果他们被认为思维太具体化、缺乏"内省"能力，或者还在挣扎于基础性的生活问题（通常是贫困）的话，会让治疗师感到更加棘手。

短程心理治疗的今天

如今，短程心理治疗被认为是一项得到公认的成就。有意思的是，人们常常会以为，短程心理治疗被大家所接受的事实应当归功于医疗管控。但实际上，医疗管控却是治疗师先前为缩短治疗所做的努力的有益结果，而并非短程心理治疗的促成者。事实上，医疗管控既促进又阻碍了治疗的简化。一方面，它推动心理治疗实施中的简洁化，但它的推动方式是限定治疗节次，并要求必须为额外节次的需求提供说明。另一方面，它向病人推行药物治疗时却支持长程治疗。因此，医疗管控主要有助于生物学和基因学的治疗模式，因为这可以为病人提供较为经济实惠的药物治疗，监测用药所需的专业服务时间也要比进行心理治疗的时间短得多。这些模式宣称，一些问题（如双相情感障碍）会持续终生，并且绝不会永久性解决，所以药物治疗也应当持续终生。因此，用药能够在短期内提高病人的收益，但长期来看，这种收益能维持多久就是另外的问题了。

尽管短程心理治疗已经获得了令人尊敬的地位，许多治疗师仍认为其应用有限，因为在他们的假设中，虽然短程心理治疗能够有效处理日常生活中的问题（如婚姻、育儿、睡眠或进食问题，甚至恐惧和焦虑状态等），但它不能有效解决

"严重的"问题（如精神分裂症、过量饮酒、重度抑郁、偏执等）。当遇到这些所谓的严重问题时，生物学解释变得更有吸引力，治疗师往往会将病人转诊给精神科医生，将合并用药作为主要的治疗手段也越来越普遍。

内容概述

使用短程心理治疗来解决严重或令人生畏的问题具有挑战性，本书正是为接受这一挑战所写。我们把写作这本书看作"开门应战"。我们并不认为用这种治疗方法应对所有困难问题都会成功，而是想提供我们的经验，表明"这是有可能做到的"，并鼓励志同道合的研究者与临床工作者超越我们的工作，进一步探索。

为了阐明如何在困难案例中运用问题解决法（problem-solving approach），我们在本书中选取了成功的案例并详细阐述了它们是如何成功的。或许囊括一些失败的案例以及我们对失败原因的认真分析可能更好，但我们觉得这些作为另一本书的素材也许更合适。

对于不了解我们早期工作（主要是 Watzlawick，Weakland, and Fisch, 1974; Fisch, Weakland, and Segal, 1982）的读者，第 1 章提供了关于我们对基本假设的简要陈述，但我们希望您能参考我们所援引的原著；第 2 章至第 8 章是我们在短程心理治疗中心和个人执业中遇到的不同种类的困难案例；第9章对未来进一步的研究方向与方法提出了一些思考。

致敬 John Weakland

撰写这本书还有另一个原因。John Weakland 是短程治疗中心的联合创始人之一，于 1995 年过世。他不仅是一个联合创始人，更是将自己独一无二的想象力与勇气注入这个项目之中的典范。面对挑战，他从不畏惧。他会用缜密的研究来回应挑战，精彩非凡。

他的兴趣之广泛令人惊讶。起初他是一名化学工程师，但他觉得这不是他的职业选择，便放弃了工程学回到学校，开始学习人类学。在纽约的学习生活中，他遇到了 Gregory Bateson。后来，Bateson 邀请他到加利福尼亚州加入他的项目，共同研究"精神分裂症"病人家庭的沟通模式。Weakland 和妻子 Anna 便收拾行李去了西部。就是从这个项目起，Weakland 开始致力于"互动"这一概念的研究工作。

他后来的研究项目包括研究中国的共产主义电影，通过电影来观察对家庭成员被期待成为的角色进行描绘后发生的变化。他对于"互动"的兴趣还拓展到其他领域，例如老龄化问题、健康问题〔创造了"家庭躯体"（family somatics）这个术语〕、组织管理问题、不同国家外交磋商的不同风格；就在他离世前不久，他还开始研究在职业保护计划中工作的发育缺陷者。

Weakland 对于自己的时间极其慷慨。他办公室的门几乎总是开着的，同事们可以自由地向他咨询或和他聊天。即便在他生命的最后几年，在他不能再去办公室之后，他也欢迎朋友和同事来家里咨询。他有规划地持续写作，直到无法握笔时，他还在继续思考、口述并让秘书做记录。

Weakland 留下的遗产是不可估量的，我们永远不能完全表达我们的感激之情。他并不是人们常说的那种魅力人物；他很谦逊，甚至有些过于谦逊。他全心投入工作，并不断思索。在这个越来越注重意象而非实质的世界里，他避开了诱人的意向追求。

这本书是向 Weakland 及其挑战"不可能"的不屈精神的致敬。他认为自己是个充满好奇的人。他为清楚地描述人们所切实经历的烦恼付出了艰苦的努力，并由此揭开了问题的神秘面纱，为人们开启了他们未曾想象过的选择之门。

致谢

这本书并不是仅由我们自己写出来的，它凝聚了许多人辛勤的工作。不计其数的专业人士出于对我们工作的兴趣，向我们提出了在令人生畏或严重的案例中运用短程心理治疗的挑战性问题，我们希望在此表达对他们的感谢。

我们尤为感谢 Barbara Anger-Diaz 在短程治疗中心工作期间与我们坚定不移的合作，她也是我们忠实的朋友；Paul Watzlawick 自中心成立伊始便与我们同甘共苦；Lucy Gill 在组织管理领域扩展了我们的眼界（Gill，1999）。我们也要感谢比利时列日的 Gregory Bateson 中心的 Teresa Garcia 和 Jean Jacques Wittezaele，以及世界各地的其他同事。还有 Steve de Shazer 和 Insoo Kim Berg，他们证明了我们所做工作的跨文化应用价值。感谢 Wendel Ray，他有着用不完的精力，这些年里一直鼓励着我们。我们也不能忽略心智研究所（Mental Research Institute）的管理者 Phyllis Erwin 的持久付出，他帮助我们克服组织化生活中的日常挫折，让我们的工作更加轻松。我们还要感谢编辑 Alan Rinzler 的贴心和努力，他帮助我们坚持下来，并针对初稿提出了非常有帮助的建议。最后，我们中的一位（R. F.）希望对他最忠诚的朋友 Larry Spector 表达最深的谢意：他一直无私地付出自己的时间与精力，帮助我穿越迷宫、通过电脑和文字找到自己的路，是他的不断鼓励推动我进行这一尝试，让我最终坐下来开始写这本书。

Richard Fisch

Karin Schlanger

于加利福尼亚州帕洛·阿尔托市

1999 年 1 月

目录

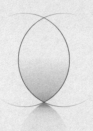

引论

问题是如何变成所谓"严重"或"令人生畏"的问题的呢？传统观点认为，从本质上说，对那些能成功处理"不太严重的"问题的方法，某些问题具有天然的抵御力。对存在这种差别的原因的理解中，有一种假设认为，引起问题的要素在于其行为受到质疑的个体。一位已经证实了互动概念的有效性的治疗师（例如，家庭治疗）在遇到严重问题时，选择放弃这些概念并退回到传统的个体精神病理学这种一元性的解释视角，这种情况并不罕见。

例如，如果治疗师尝试干预一个被认为怪异的行为，**并且**只对被抱怨的人（来访者）进行干预，**而**那个人并不想寻求帮助来获得改变，那么，若治疗失败，来访者就会被认为有严重的问题，超出了心理治疗常规能处理的范围。失败被归因于来访者而不是所采用的治疗方法。

此外，有观点认为，具有令人生畏问题的个体与"正常"人之间存在显著**差异**，这些个体有某些持续的病理问题：基因因素、固着的心境、随时间发展而形成的认知缺陷或一些尽管无法解释但存在于个人心智中的生理性怪癖（例如对酒精、压力或其他任何东西具有特别的脆弱性）。所有这些标签使问题给人"难以改变"的印象，使得治疗师在与来访者接触之初就丧失信心，认为来访者将很难获得有益的改变。例如，当治疗师接待一位患精神分裂症的来访者时，更容易对治疗成功的可能性持有悲观态度。当然，这种悲观可能不利于治疗，相对而言，乐观的态度也许才有益。

严重性（seriousness）这一概念还有其他特征，其中之一是指问题行为的影响具有潜在的灾难性。如果一个来访者通过不工作或者表达自杀计划而危及自己（当然也会影响家庭经济收入）的话，他不会被认为是轻度抑郁，而是会被贴上重度抑郁的标签。

因此，**严重**（*serious*）像是一个诊断术语，指那些超出了令人讨厌、让人感到不便或尴尬等界限的行为，而造成了自杀、杀人、袭击、绝食或经济灾难等威胁。如果来访者被其问题所左右且几乎丧失行为能力的话，治疗师也会认为这个问题是严重的。出现多重问题或表现出奇怪的"症状"（例如自我毁损）的病人，会让许多治疗师感到畏惧。

· · · ·

尽管可能看起来很天真，但我们认为，对问题的最佳定义是：使某人极度苦恼因而寻求改变的行为，即这个人有一个诉求。这个行为的特征可能因人而异，诉求的行为可能鉴于多种因素而各有不同。诉求的内容可以是非常特殊的，一个人认为是问题的事情，在另一个人看来可能是正常的。对我们来说，**没有诉求就没有问题**（*no complaint, no problem*）。这一假设与传统观点不同。传统观点认为，问题行为的特征反映了一种异常状态、疾病或障碍，并都被贴上了诊断的标签。

我们并不否认，某些行为能够变成或者已经成为灾难性的，但无论如何，它们仍然是"行为"。在传统的观点中，治疗师会为得出诊断而整理信息材料，因为要知道如何干预的话，诊断被认为是不可或缺的；然后治疗师将会治疗这个**诊断**。相反，我们是对有问题的行为进行仔细评估，然后治疗这个**行为**。例如，一位传统的治疗师会问："该如何治疗强迫症？"而我们会问："对一个人在离开家之前要检查烤箱十次或十多次这个行为，我们该如何进行治疗？"

· · ·

在第 1 章中，我们将进一步讨论我们工作的基本假设，以及它们如何决定我们处理主诉的方式。想要获取更为全面的关于我们基本工作原理的描述，推荐阅读 *The Tactics of Change: Doing Therapy Briefly*，Fisch、Weakland 和 Seal 于 1982 年著。

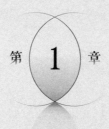

第 1 章

基本假设

若想提出问题并对其进行干预，治疗师需要根据一个假设体系或一个模型来进行工作。这个模型可能简单也可能复杂，但无论如何，它都包含了关于什么该做和什么不该做的指导原则。在心理治疗领域里，这些假设通常是一个被建构的"事实"的模型，用来解释问题是什么；从某种意义上说，这个模型解释了为什么人们会有问题或有某些特定类型的问题（一些治疗师会说，他们的工作并不遵从任何理论，但实际上，可能是他们没有意识到其在治疗中所使用"招式"的指导原则）。以下是我们对于问题的假设及其在干预中的运用。

没有诉求就没有问题

我们将问题看作是某人强烈认为他不想要的行为，而不是一种病理性表现。因此，如果没有人提出关于一个行为的诉求，那么就没有问题。从这个意义上来说，我们的假设脱离了"正常"和"不正常"这两个概念，取而代之，是基于**诉求**的。

我们不对诉求的合理性做评判，每个人对可接受或不可接受的行为都有自己的标准。尽管作为个人，我们可能不会认同来访者的许多标准，但我们尊重每个人因不同的优先排序法和敏感性而产生的奇思妙想。我们可能认为是微不足道的诉求，与我们认为是灾难性的诉求，对于治疗来说具有同等的合理性。出于同样的原因，当来访者关于一件事情的陈述是这对她或他来说不是难题，即便这件事在我们看来可能很糟糕，我们也会接受来访者的说法。因此，正如你将在接下来的章节中看到的那样，我们都会通过询问"是什么难题将你带来这里的"来开始初始会谈，很少有例外。这个提问也在提醒来访者，她的难题是我们工作的首要和主要任务，这可以让治疗聚焦于当下。

尝试未果的方法是问题的一部分

问题是如何开始的对我们来说并不重要。相反，我们认为我们模式的核心是，无论问题可能是如何开始的，**其持续**是因为主诉者用来解决诉求的努力其实是不断地在对这个诉求进行锚定，我们将这种锚定称为**尝试未果的方法**。这个观点是我们的假设或模式中的原则性要素。因此，治疗的重点不是让诉求者**做**些什么，而是**停止**他们为处理问题所做的行为。不妨说，解决问题的方法是让问题消失而不是努力克服它。从这个意义上说，我们不是在治疗问题，而是治疗尝试未果的方法。尽管如此，我们的确会为来访者提供替代性的行为方案，因为一个人如果要停止做某事就必须做些别的事情来替代（试试看停止坐着，但不采取新的行动）。

在我们看来，来访者坚持使用一种无效的方式，这种情况一点也不奇怪。如果我们询问那些尝试未果的方法，它们几乎都是符合日常逻辑或常识的，极少例外。例如，如果有人害怕一项普通的任务，比如进入一栋大楼，乐于助人的人的一个正常冲动就是告诉她："这没什么好害怕的，每个人都这么做。"因为这样的安慰似乎是唯一合理的说法。或许，朋友或家人会坚持试图用另一种方式来表达："你想想看，会发生什么吗？什么都不会！"

我们认为检验日常逻辑会是一项有趣的研究。人们是如何困在这个唯一之选中的？人们似乎很难将他们的参考框架从"什么是符合逻辑的"转向"什么是有效的"。与此同时，人们往往不能意识到，他们只不过在以不同的形式，一遍又一遍重复做着同样的事情。

例如，我们有一个熟人被一个家庭雇来辅导他们10岁的儿子。起初这个孩子对学习保持着兴趣，但是随着辅导的进行，他很快了失去兴趣，并找到各种方法来抵制或破坏老师的努力。当辅导中包含玩耍的时候，他会保持专注；但当辅导老师试图让他专注于需要做的事情时，他就不能集中注意力了。这个老师感到工作越来越受挫，开始害怕到辅导对象的家中去。她产生了辞职的念头，但又需要这份收入。她觉得自己什么方法都试过，快要放弃了。她曾试图用功课来限制他的玩耍；她解释说玩耍妨碍了必要的学习，对他没有好处；她希望在课后给他提供玩耍活动作为奖励，并以此来激励他。这些策略无一成功。

尽管她觉得已经做过所有尝试，但其实她只做了一件事情，只不过是以不同的方式在做这件事：她完全依赖于给他传递"你必须全力以赴地学习"这一信息。她提到，有一次在上课时，她一直努力不让他走神以致他实在是太累了。于是她中断了上课，对他说："你今天很累了，我觉得你应该停下来出去玩会儿。"他很快接受了她的建议，但 10 分钟后他就回到了学习的桌子旁，似乎有兴趣重新开始这堂课。她没有继续做这个起效的事情——"你不应该倾尽全力在学习上"，而是做了对她来说符合逻辑的事情：对于他对学习重新燃起的兴趣，她将其归功于孩子识别出了她脸上的不满意。于是她又说："很好，让我们继续学习吧。"这句评价并没有达到她希望的持续效果，她再一次感到无助。

我们清楚地描述了哪些方法不起作用、哪些方法起作用，并就她可以如何尝试不同的行动方案提出了一些建议，大意是："你看起来很累（或者'你看起来度过了艰难的一天'），你为什么就不去玩呢？"尽管她报告说孩子专注在学习上的情况明显比以前好了，并且在一些课程上完成了相当多的作业量，但她觉得很难与他保持这种策略，因为这似乎不符合逻辑；此外，她将他的专注归因于他终于意识到了有多少作业要做以及它们有多必要。考虑到这位女士绝不是愚蠢或固执，我们倾向于将她脱离自己无效方式的困难归因于难以改变自己的参照系，即自己的"现实"。

互动是核心

我们相信，人们在任何互相接触的过程中都不可避免地互相影响。这种信念是互动式思维的必备要素，也是我们对于问题为何持续的本质性看法。因此，尽管来访者可能认为他孩子的不良行为反映了一种内在或心理的现象，但我们关注的是父母和孩子之间的**互动**，尤其是那些围绕诉求的互动。

例如，一位家长说他的孩子说谎。如果询问孩子会在什么情况下撒谎，我们会发现，通常情况下当面对父母直接或间接的指责时，孩子会用否认自己有错的对抗方式来处理。因为父母猜想或相信孩子有错，质问将持续下去，通常对话的激烈程度会提升，而父母会记下这一段，作为孩子说谎的另一证据。

关键在于有诉求者所采取的是线性的观点，认为孩子撒谎只是因为他故意这么做，而没有采用互动性的观点，即认为孩子撒谎是对父母审讯他的**回应**。如果治疗师在总结这种沟通方式的时候说，由于只有**当**被质问的时候孩子才会撒谎，那么可以假设如果他不被质问的话也许就不会撒谎，这可能会让父母感到困惑。许多父母会回答，即便那是真的，也有必要通过质问"让孩子承认他的错误",因为他们认为,坦白是使惩罚合理化的必要条件。

当诉求的内容是针对另一个人,而有诉求者不认为自己有任何问题的时候(比如上述父母诉求改善孩子撒谎的例子),这种互动性的观点是最有帮助的。还是在这个案例中,父母认为孩子需要被带进诊室"来治愈他的撒谎行为",而不是他们需要停止质问,并应当采用其他的方式来证明施行惩罚的合理性。

改变推动进一步改变

因为我们认为问题需要用持续的努力(尝试未果的方法)来维持,所以,一旦实行了一个微小但具策略性的改变,我们预测,连锁反应或多米诺骨牌效应会引发进一步的改变。也就是说,一旦来访者开始放弃他先前那种维持问题的努力,积极的结果就会自动显现出来,这反过来又会鼓励他进一步脱离先前的尝试未果的方法,如此循环。这种连锁反应是使治疗更简洁的一个因素。通常情况下,治疗不需要像过去那样走完全程,而是简单地让球滚动起来就行了。

描述,而非诊断

这个模式虽然结构简单,但在实际应用中很难实现。该模式是反直觉的，也就是说，它从根本上背离了心理治疗的传统。在大多数治疗中，为了确定合适的治疗方法，治疗师必须做出诊断：被诉求的行为是"抑郁""焦虑""激越性抑郁""强迫"还是其他？相反，我们的模式要求治疗师从**描述**诉求行为和尝试未果的方法的角度来思考。

例如，假设一位家长说她的孩子在学校待不了一整天，因为每天早上准备去学校的时候他就可怜地大哭，当被催促离开的时候就踢打和尖叫，并且（如果家长成功地把他送去了学校）会因为他的痛苦情绪干扰课堂而被学校要求回家，家长便不得不来带走他。根据《精神障碍诊断与统计手册》（第四版）（DSM-Ⅳ），这个孩子通常被诊断为"分离焦虑障碍"。这个标签倾向于将干预的重点限制在孩子身上，最常发生的是让孩子进来，努力找出他焦虑的**原因**。而我们的治疗方法需要先做个小调查，来获得关于这个痛苦行为更全面的景象：比如，**在什么样的情景中**这个孩子会开始哭泣或踢打、尖叫，或干扰课堂？是不是家长安慰他没什么好害怕的、许诺说他会有开心的一天而让他有了这样的回应？是不是由于过去的经验，比如老师在预期到他的干扰行为时说了什么或做了什么，导致他以这样的行为作为回应？诸如此类。

此外，诊断标签会暗示性地强化对不可改变的预期，也会助长来访者和治疗师的悲观态度。"酗酒"标签暗示了一种固有想法和预期，即个体必须做出根本性改变。然而，把"酗酒"的标签换成"她喝的比她想要喝的多"这种表述，就避开了这种威胁性的预设。在第一种情况下，来访者预想她会不得不变成另外一个人；而第二种情况下，她需要的是找到一种方式来停止不想要的行为。

从本质上讲，我们的模式脱离了对如何给一个不想要的行为贴标签的关注，取而代之的是聚焦于思考这个不想要的行为是如何以及在什么情境中**发生**的。后一种观点往往被专业人士所忽略，因为西方传统治疗方法已经将诊断（盒子）设立为实施干预流程的必要条件。

. . .

在第 2 章中，我们通过观察一类通常被认为是令人生畏的难题，开始阐述这些假设的应用，因为这类问题涉及一种危及生命的状态——重度抑郁，在这种状态下的来访者被认为已经脱离了现实。

第 2 章

重度抑郁

一方面，如果来访者的工作和功能状态保持在合理的水平上（尽管低于期望值），治疗师就不太可能会因其主诉抑郁而感到畏惧。但是，即使在这些情况下，如果治疗没有达到希望的效果，治疗师也会经常将来访者转介给精神科医生进行药物治疗。如果来访者威胁要自杀，则转诊的可能性更大（有时，如果来访者仍未表现出有进展，治疗师会认为是因为药物剂量不足或类别选用不恰当而致无效，而精神科医生可能会质疑心理治疗。精神科医生很可能会重新调整药物，而心理治疗则会像以前一样继续进行）。

当治疗师认为来访者患有重度抑郁时，她会感觉这种情况令人生畏；她更有可能将来访者转介给精神科医生，且会在心理治疗开始之后尽快转介。治疗师还可能认为需要采取强有力的措施：药物、住院和电休克治疗是此类干预的重点。来访者威胁或企图自杀会强化这种全套方法的使用。

重度抑郁是指人们在发作期表现出情绪低落，行为严重干扰工作或学习等基本活动，或由于睡眠不足、食欲不振、体重下降或脱水而健康受损。我们用这个定义将这些行为与那些沮丧但能设法维持重要活动和基本健康的人区别开。这种区分是策略性的，因为健康状况的削弱和定义一个人角色的活动的减少，会反过来加剧此人的沮丧感。一个人可能会因为感到抑郁而停止工作，但停止工作又可能会使他感到抑郁，从而产生恶性循环。

当一个人的行为举止表现为我们所说的重度抑郁时，有诉求者通常是其亲属，例如配偶，而不是抑郁者本人。本章中的案例包含以下安排：治疗小组只见过抑郁的丈夫一次（该病例在短程心理治疗中心接受了治疗，主要的治疗师与团队成员共同工作，后者通过单面镜进行观察。由于该中心工作的研究性质，疗程设定在 10 次以内）。

在传统治疗中，即使治疗师首先见到配偶，也常常将配偶视为她丈夫的"疾病"的旁观者，一位无助的受害者。她给出的信息很重要，有助于在准备治疗的过程中做出或明确诊断。然而，正如我们已经讨论过的那样，我们认为有诉求者是治疗中更具战略意义的人：是有诉求者正在为改变情况做出最大的努力，但我们认为他／她的努力在不经意间**维持**了他／她正在尝试解决的问题。我们再次重申这一点，这样您就不会因为 Al 住院而认为我们应该关注 Al 而非 Mariam，也不会因我们与"真正的病人"的接触如此之少而感到困惑（与本书中的所有案例一样，参与者的姓名和身份都是虚构的）。

Miriam 和 Al

Miriam 出于对丈夫 Al 的担忧来到中心，她说丈夫 Al 感到非常抑郁。他 65 岁，她 62 岁。在心脏病发作后，他就从公司退休了。他们的女儿和女婿住在这里，因此他们搬到了这个地区。Al 一直在服用抗抑郁药，但没有效果。当他暗示自己可能会自杀时，他的精神科医生强烈建议他住院。在 Miriam 接受第一次访谈时，他已经住院 1 周。Miriam 补充说，他在 1 年前感到抑郁，曾住院 6 个星期，并在那时接受了电休克治疗。2 年前他也有过一次抑郁发作，当时他住院了 3～4 个星期，但没有接受电休克治疗。

Miriam 表示，他的抑郁情绪似乎源于他担心自己没有足够的钱维持生活。他担心他们会被赶出公寓，带着财物流落街头。这种执念在 Al 的生活中无处不在，也会令 Mariam 感到非常恐惧。

第一小节

在治疗的第一小节中，我们见了 Miriam 和她的女儿 Sara。一共连续进行了 9 个小节的治疗，每周 1 次。

治疗师：　　　　（问 Miriam）遇到什么问题了？

Miriam：　　　　嗯……在心脏病发作后。他有自己的生意，他必须非常努力地工作，因此，在心脏病发作后，他放弃了生意。实际上，他一直对此很期待，并搬到加利福尼亚州，因为我们的女儿住在这里。我们在旧金山租了一间公寓，有一阵子他看上去还不错，后来他开始担心财务问题。他说："我们犯了一个错误。这里的东西很贵，我们应付不了。"我向他保证我们应付得了。最近，他不想在任何事情上花钱，他说我们负担不起。他担忧我们将如何应付，那是他的主要问题。但是我告诉他，他的社会保障金和我的社会保障金，再加上一点点储蓄，我们就能应付，我向他保证。女婿和他一遍又一遍地在纸上计算，每次他都说："我们将无法支付租金，他们会取消租约，我们的家具会被扔在街上。"他一直在告诉我可怕的事情，我告诉他事实并非如此（Miriam 还提到，在医院的时候 Al 曾说他的电话被窃听了）。

治疗师：　　　　那么，我的理解是，从那时候起情况变得更糟了？

Miriam：　　　　是的，情况变得越来越糟。

治疗师：　　　　实际上是什么导致他住院的？我指的是现在这一次。

Miriam：　　　　这一次，我告诉你。上周三我们去购物，我买了很少的一点东西，他似乎对买的东西很生气。然后，我们回到家，他甚至没有脱掉外套。晚上他想出去，我问："你要去哪里？"他说："我不知道。我只是想出去。"于是我给女儿和女婿打了个电话，当我和他说话时，他用另一个电话给 M. 医生打电话，医生说要把他带到医院。然后 Al 告诉我，他算好了，如果他走了，我才能有足够的钱花。我问："你要去哪里？"他说："我不知道。"

治疗师： 这些让你担心吗？

Miriam： 是的。

治疗师： 所以，我的理解是，在他看来，问题出在资金短缺和前途未卜。我注意到他已经 65 岁。

Sara： 在这一点上我也有一些意见，他有很多典型的抑郁症状……无价值感，很焦虑，许多让他焦虑的事情。他害怕开车；除了财务状况之外，他还有很多忧虑的事情。

Sara 最后发表的意见表明了识别来访者位置的重要性。治疗师刚刚提出，Al 对金钱和未来的担心是主要的问题。似乎他们的女儿认为这是对她父亲状况太肤浅的理解，因此她认为有必要更正记录，我们称之为声明**位置**（ position ）。在这个个案中是以悲观位置来纠正治疗师的乐观位置。

一般而言，尤其是在严重的个案中，有诉求者可能会被问题吓倒，感到无助，甚至无望。治疗师应该留意这种悲观的表达，采取同样悲观甚至更悲观的姿态，就不会错。主要的危险在于采取看似乐观的位置，这会使来访者觉得治疗师不了解其处境的严重性，并会严重降低其对治疗师的信任感。

现在，治疗师转而去获取关于 Miriam 和 Sara 的尝试未果的方法的清晰景象。我们将"尝试未果的方法"定义为人们以缓解难题为特定目标而做出的努力。虽然 Miriam 和 Sara 已经给出了关于她们所做努力的几个例子，大多数是为消除 Al 的疑虑而说他们有足够的钱，但是我们希望确认这些努力，并将这些努力明确设立成了改变问题而做的努力。

治疗师：　（问 Miriam）到目前为止，您是如何尝试处理这个问题的？您尝试过如何帮助他吗？

Miriam：　大多数时候我都很耐心。我告诉他："别担心任何事情。"我说："我们会处理的。"我确实逼着他去老年俱乐部，我在那里的时候，他们告诉我将会有一次去蒙特利的旅行，我本以为参加这次旅行对他是有益的。他说我们负担不起，我说："我们负担得起的。"这次旅行中，我认为风景很美，但他说他不喜欢。我以为这对他有好处，但他说他一点都不喜欢。

治疗师：　（问 Sara）您尝试过如何帮助他？

Sara：　我们尽可能地支持他。我丈夫在爸爸所担心的财务状况方面确实投入了很多情感、努力和精力。爸爸确实认可我丈夫在做生意方面的能力。John 一直在帮他分析实际的财务状况，而他也总是能采纳他的建议。

然而问题依然存在，我读了一些书，也和一些心理学家朋友聊天，试图更好地了解自己。我很困惑，似乎我们所做的大多数事情都被认为是有帮助的，是治疗性的。有时我想我们可能采取了错误的方法，试图指出现实，这对他来说可能压力太大。

女儿以一种非常简洁的方式概括了许多来访者的两难困境。也就是说，他们会做通常认为正确的事情（符合逻辑的，现实的，治疗性的，对的），即使它们无效或甚至使情况恶化。他们坚持这么做，因为这被认为是正确的做法。那就是他们的参考框架、他们的现实（作者之一 R.F. 想起高中物理学课中关于本能的内容，老师以一种黄蜂为例进行了说明：尽管蜂巢底部有一半已被破坏，黄蜂仍会不辞辛劳地坚持筑巢，直到全部完成后才弃巢而去）。

治疗师： 例如，什么样的现实？

Sara： 嗯，开车对他来说是容易焦虑的事情之一……直到最近，我基本上还是一个倾听、支持和共情的人，我可以看到这并没有太多用，所以有一次我单独和他在一起时，我决定采取一种更有力的策略，锚定我对之有充分信心的事实，说他可以开车。我尝试反驳他每一条可能的理由。他可能说车子需要检查，我会说即使车龄比它大两倍的破车也能绕着街区开，他只需把钥匙插进点火开关，绕着街区开，然后停好它！这是很现实的事情。

来访者通常会认为自己采取了不同的做法，因为他们虽然说了同样的事，但用了强有力或温和的方式。Miriam 和 Sara 一直在坚持："你不必担心，你可以做到。"通常，它采取了"更温柔"的方式：讲道理，鼓励，敦促。Sara 刚才描述的是她在做相同的一件事，但她认为这是完全不同的，因为她表现得很有力。

治疗师：   我的理解是他成功地让你们三人（包括女婿）变得比你们原本可能的更加乐观……他总有办法让你们两人向他指出毕竟事情还没那么糟……当他开始谈论事情有多么可怕，很快就会流落街头……

Miriam： 是的，我一直在跟他讲他错了。

Sara：   是的，他的悲观主义不是很合理。

治疗师已经清楚，她们为帮助 Al 进行的善意努力起了反作用，并将他锁定在抑郁位置上。她们的善意努力也很明显地主要是鼓励他要感觉和表现得更好。在这里，治疗师试图将她们的努力重新定义为她们与 Al 之间重复**互动**的一部分，而 Al 一直和她们一样，是他们之间互动的积极参与者。

这是一种"测试性"干预，旨在查看来访者是否会接受重新定义，并因此质疑其努力的恰当性。但是，在这个案例中，妻子和女儿都继续使用她们最初的参考框架，并重申她们这么做的合理理由。于是治疗师很快撤回他的重构，转而使用另一种方法。

治疗师： M. 医生建议您应该做什么？尤其是 Al 出院回家后？

Miriam： 他什么也没说。

Sara： 他的方法似乎是让父亲的抑郁情绪好转后接受心理治疗。

在第一小节治疗结束时，治疗师询问是否可以让 Al 的精神科医生允许 Al 来我们中心一次。她们说她们会征求 M. 医生的意见。

第二小节

第二小节仍然与 Miriam 和 Sara 一起进行。很明显，她们尝试未果的方法是让 Al 放心，告诉他不必担心钱的问题，他应该变得更加积极，因为这样他会过得开心。因此，治疗师开始为让他们脱离这个行动方针而做准备。他把 Al 的悲观陈述定义为有深层次的含义，这样，Miriam 和 Sara 的常规规劝就不太可能奏效。治疗师建议他们停止发表这样的评论。

治疗师：	我们已经与家庭进行了大量的工作，除了为病人制订治疗计划，我们搜寻家庭可以使用的、之前没有想到的资源……通常抑郁症病人对自己的感觉很差，但是你丈夫的怪异言论似乎包含着一个与自我贬低不同的其他因素……可能正在发生的事情是，他正在尝试进行沟通，但是这种沟通是在这样的方式和水平上：我认为，如果你尝试做出合理的回应，那么正在发生的是一种交叉沟通，而这种交叉沟通中什么都没交换过去……我是说，用一种比较容易理解的讲法，如果想要为解决你们关心的事情找到一个更好的办法，可能需要你们所有人在他开始这些疯狂的表述时，要忍住不使用那些普通的、日常的劝说。
Sara：	嗯，嗯。

女儿早些时候提到了父亲的"其他恐惧"。尽管 Al 表达这些其他恐惧的频率要低得多，但这些恐惧让 Miriam 和 Sara 非常担心。一个人一直说"我们没有足够的钱"是一回事，但这个人如果指摘不认识的人迫害他，通常这被认为是妄想，这种情况会被认为是不祥之兆。

治疗师： 因此，与其像我们通常做的那样，当他说"你知道，他们正在窃听我的手机……"时回答"我不相信"，不如想一些其他的问题，以便让他多说一点。例如："你有什么想法？如果他们正在窃听你的电话，那么你们的谈话有什么有趣的或重要的内容让他们想要继续听下去？"

Sara: 我问过他类似的问题："他们为什么要选你呢？"

　　来访者将治疗师的评论转化为自己的参考框架是非常常见的，他们在本质上忽略了两者之间的差异。在这个表述中，治疗师的评论避免了**挑战**病人的"电话被窃听"这个论点，取而代之询问是什么使他的谈话引起了其他人的兴趣。而女儿的问话是挑战 A1 的"妄想性"思维。

治疗师: 关于沟通，这听起来非常挑剔，但是，如果您对他的话已经表达了一些疑问，然后您提出这样一个问题："嗯，那他们为什么要这么做？"那么这太接近"我不相信你"。

Sara: 是的，好吧。我承认是这样。

治疗师: 如果您说："是什么让您如此特别，以至于他们想窃听您的手机呢？"那您所表达的就截然不同了。

Miriam: 嗯，嗯。

治疗师: 是的。这让您变得好奇。我要您做的事情并不容易。

第三小节

在第三小节中，治疗师只见了 Sara 和她的丈夫 John。一周前 A1 出院了，他们将其归功于一种新的抗抑郁药。治疗师坚持以前的做法，让他们离开先前的乐观主义位置，取而代之，采取一种谨慎的乐观主义位置。

治疗师： 我们要求你们做了一些事情，我很好奇进展怎样？

John： 我尝试过。他说的很多话与他平时的情况非常相似，如怀疑之类的话。他一直都是这样，他在医院里时曾接受检查，以了解他的话哪些是真的、哪些不是，因为他谈论过自杀。就金钱和电话（窃听）而言，他们不一定要揭露出来伤害他，但他们是在努力找出证据以判断他是否真的疯了。

Sara： 建立对话几乎是一个拐杖，我发现它很有用。

John： 试图赢得争论肯定会带来更多危害，这带来了更多的对话。从我的角度来看，我感觉说教少了。

然后，治疗师转向问题重构，将问题置于不同的视角，这将使他们继续鼓励 A1，这显得不合逻辑且很明显会适得其反。

为了鼓励人们脱离常规，不要简单地告诉他们应该采取什么不同的方法。如前所述，人们坚持自己的做法，是因为他们认为这是唯一合理的事情，也是唯一正确的事情。仅仅提出截然不同的建议就是在挑战他们的现实。因此，如果您愿意的话，任何新的思路或方向都需要加以构建、包装，用一种让来访者觉得愉快的方式来解释。这听起来可能很奇怪或虚伪，但构建或重构是大多数疗法的一部分。不同之处在于，在传统的疗法中，治疗师**相信**他所说的是"真相"，即他"用现实面质了来访者"。

例如，如果仅经过几次分析治疗，来访者就对精神分析师说他现在感觉自己的问题已经解决并且认为是时候终止分析了，那么分析师将把该声明构建（frame）为"逃入健康"或某种形式的阻抗。分析师实质上是在重新定义这个改善究竟是对未来的预期性阻碍还是"真的"改善。分析师不认为这种重构是创建故事，因为它反映了他的信念体系。无论是信念还是有意的创造，构建都能让被分析者留在治疗中（我们的工作以及其他策略派治疗师的工作均受到过批判，批判的理由是，尽管构建的结果对来访者有利，却因为治疗师并不**相信**他自己说的话而失去了合理性。但是，这场辩论超出了本书的范围）。

治疗师开始对 A1 的问题进行解释。

治疗师：　让我说点什么，因为我认为这可能使你们能帮助两个老人，主要是爸爸。我理解，搬来这里是一个艰难的决定，爸爸真的非常不想这样做，而妈妈非常希望这样做。从某种意义上说，与其说是把你爸爸说服了，不如说是爸爸面对了这种选择：如果我坚持下去，我会让 Miriam 非常不高兴，而我不能这么做。因此，他默认了一些他本不想做的事情。

我进一步假设妈妈也很不愿意看到爸爸不高兴，并且可能的情况是，在知道他是特别为她才做出这个决定后，她可能试图让他也对此感到高兴。

Sara：　　　　嗯！

治疗师：　　　而且她可能夸大了实情。她可能传达出这样的信息：尽管她可能对搬来这里有所保留，但对爸爸来说可能是有益的，对他有利。

Sara：　　　　我敢肯定我们也这么讲过。还有这里气候比较好……

治疗师：　　　她对加利福尼亚州的美好热情可能被夸大了，因为她试图向他传达"这对他很有用"。从这个意义上说，您的父亲让她失望了，因为他觉得自己没有获得什么好处。

Sara 和 John：是的。

治疗师：　　　由于以上提到的两件事都涉及与你父亲的想法，即"我对加利福尼亚州不那么满意，而且我也没有我原以为的那样满意"之间的落差，我认为，如果这种差距能够减小，他就可以放松一点。所以，也许可以传达这样的信息给他：第一，"我不太确定妈妈在加利福尼亚有多开心，我认为她倾向于夸大它"；第二，"加利福尼亚是一个让人很难适应的州"。就是说，

"如果您很难获得明显的生活乐趣，爸爸，这是一个艰难的改变，您有权感到消沉、沮丧、抑郁"。作为一种信息，它有"同病相怜"的治疗效果，即"我并不孤单"。

第四小节

在第四小节中，治疗师再次见到 Sara 和 John。尽管他们到目前为止已在执行建议，但他们也对采用更明确的悲观位置表示担忧。因此，本次治疗的大部分时间都专门用于构建父亲的状况和他们以前尝试过的打消父亲疑虑的方式，以使他们发现更可接受的治疗策略。

治疗以一些具体的举例结束，这些举例是教他们如何通过"劝阻"A1 参加活动而不是像以前那样"鼓励"A1 来提供帮助。请记住，我们将"鼓励"视为 A1 的人际环境中的有害因素，因此，"劝阻"是明显的不同方向，这听起来很特殊。

治疗师：　总的思路是，你们任何一方要站的治疗性位置就是挡住你爸爸要走的道，也就是说，把他拉回来："我应该看看我的遗嘱吗？""很麻烦。如果我是你，我不会这样做。""我应该坐公共汽车吗？""不，我不认为你应该这样做。"

John: （笑）好。

治疗师: "我应该去散散步吗？""听起来这让你压力很大，爸爸。"因为无论在多大程度上……他的一部分……想要健康，想要一定程度上回到主流，这都需要积累压力。从本质上讲，你正在做的是在压力上筑建一个大坝，积累压力。取得重大成功的第一个迹象就是他生气了，因为你挡了他的路，他会说："该死，我就是要这么做。"

第五小节

治疗团队感到 Miriam 仍在为我们先前尝试的让她放弃对丈夫的常规安抚而挣扎，并且我们的努力构建没有奏效。因此，在第五小节中，我们重点讨论了一个不同的构建：丈夫的病情主要是由于缺乏信心造成的（她很同意），而她可能可以通过重建他的信心来帮助他（她也同意）；我们建议，实现该目标的一种方法是避免纠正他的"错误"观念，而是以"你可能是对的"（即非辩论性的方式）回应。她也接受了。

当来访者感到恐惧或焦虑时，我们发现提供具体的示例来说明如何操作是有效的。当然，只有在他们接受并同意遵循我们提出的一般方针后，我们才能这样做。在这种特殊情况下，我们建议，当她的丈夫经常说"我不知道我们是否能应付"时，她可以回答"我也不知道"。这种回应是富有同情心的，并且更重要的是，让她脱离了惯常的争论——"我们当然能，你不用担心"。

第六小节

在第六小节中，我们再次单独见了 Miriam。因为我们秉持的理念是有效的干预才是好的干预，所以我们通常会看看来访者是否执行了先前的建议；如果是，由此产生了什么变化。

Miriam 说，当 Al 表示担忧时，她同意他而不是和他争论，这似乎是有效的。比如说，有朋友从洛杉矶来，Al 很享受他们的造访。

尽管 Miriam 报告说她丈夫的情况有所改善，但她仍然担心他一再抵制继续接受精神科医生的治疗。当 Al 对于继续与精神科医生工作表示担心时，Miriam 通常会回答说他仍然需要精神科治疗，对此他总是表示不同意，这增加了她对他中断治疗的恐惧。尽管我们自己并不如她那样重视她丈夫继续药物治疗，但我们意识到，如果停下来，她会变得更加焦虑。正如我们所强调的那样，在严重案例中，处理有诉求者的焦虑是至关重要的。

一旦来访者接受了治疗策略、付诸实践并看到了有益的结果，我们就不需要做更多的构建，而是将其努力扩展到来访者使用尝试未果的方法的其他区域。因此，在本次治疗中，我们能够更快地提供建议。同样，我们以允许 Miriam 以非争辩的方式反驳 Al。例如，当他说"我不认为 M. 博士对我有任何好处"或"我不认为我需要 M. 博士"时，她可能会回答："我不确定你是否需要 M. 博士，或者他是否对你有好处，但是最好继续见他，以免伤害到 M. 博士。"除了避免争论之外，她的陈述还将继续接受精神科治疗的原因从低位——"你仍然生病，你需要医生的帮助"转移到高位——"待在治疗中，这样可以帮助医生增强自尊心"。这种转变可以带来额外的好处。就像谚语所说的，在同情的蛋糕上盖上糖霜。

我们还使用了另外一个构建：Al 的沮丧来源于负罪感，因为当他被要求参加诸如愉快的旅行之类的活动时，他无法表达他对愉快的期待，而正是这种负罪感阻碍了他同意尝试事物。因为 Miriam 欣然同意了这种构建，所以我们建议她在建议活动或外出时应补充道："我想做这样那样，但我认为你不会喜欢。"用这样的方式，我们使她有可能摆脱她习惯的拉拉队长的方式去激励丈夫。

第七小节

因此，我们决定将下一次会面安排在 2 周后，并请

Sara 和 John 一起来。我们认为，因为他们也一直在努力安抚 Al，所以检查他们的进展将有所帮助；同时，他们在治疗中出现可能会使 Miriam 在与丈夫的冒险之旅中感受到支持。

来访者们报告说，尽管 Al 的精神科医生还想让他继续治疗 6 个月，但 Al 的状况很不错。Miriam 说，她已经跟她丈夫说要继续见医生，并使用了第六小节中建议的理由，但她补充说，这似乎没有任何效果。然而，她又提到，自那以后，他就再也没有提出过对见 M. 博士的担忧（这并不少见。即，有些来访者希望通过某种干预获得立竿见影的效果；如果不是这样，他们会认为自己所做的没有用。当改变发生时，他们可能会将其归因于其他影响因素或有时根本不会注意到它，在这个个案中就是如此）。

尽管家人描述了持续的进步，但他们似乎仍然停留在认为 Al 尚未走出困境这个位置。这引发了关于他们如何了解他的情况的讨论。治疗师提出了两个建议：第一，由 Al 自己决定什么时候发出信号，向大家表达他已度过了忧虑和退缩的最困难的时期；第二，如果他们和他一起采取保守的位置——"我不确定您是否愿意参加"，这会有所帮助，无论他们或他正在提议什么活动，Al 都有机会说出他愿意或不愿意。这是一个附加的步骤，旨在帮助他们采取一种看上去像劝阻但不阻碍的立场来脱离原先的反复保证。

第八小节

我们在第八小节中单独会见了 Miriam。她报告说：“除了开车外，其他都不错。”尽管丈夫的病情改善程度相当可观，但她仍然很重视他拒绝开车以及他见精神科医生的次数有点少这两件事。本次治疗的大部分时间都花在关于开车的多种选择上：她可能会建议他把车卖掉，或告诉他她决定自己上驾驶课，所以他不需要开车。之后，我们邀请下次她和丈夫一起来。

第九小节

Al 自己提起了他们的汽车问题，在治疗的后半段，他谈及了见精神科医生的事情。关于这两个问题，他的态度都相当明确：他想出售汽车并不再去看精神科医生，但他补充说他发现哪一个都很难做到，因为 Miriam 两个都反对。我们将这些决定构建为重要的决定，他需要感到坚定不移的决定。

为了帮助他做出独立而明确的决定，我们转向 Miriam，问她是否会采取相反的立场，因为如果她同意他的意愿，他会觉得他只能在她的支持下做出决定，他会因此降低对自己决策能力的信心（这是一个治疗师看似在支持一个他其实更希望消除的行为的例子。在这个案例中，Miriam 与 Al 争执他的偏好，治疗师通过将她的争执构建为一种测试 A1 决心的努力，消除了它的反作用。此处的重构是讲给 A1 听的，因此，当 Miriam 表达对他愿望的惯常抵制时，他不会再将其视为她"真实"的感觉，而是将其作为检验他决心的机制性尝试）。A1 回答说："所以，告诉 M. 医生这事我说了算！"

在我们的临床研究项目中，我们为来访者提供最多 10 次治疗。我们告诉 Miriam 和 A1，他们可以通过预约下一次会面来使用第十小节，也可以"将其存在中心"（即，将这一小节留在需要的时候用）。两人很快同意将其存在中心里。

随访

与在项目中看到的所有案例一样，我们在最后一次会面的 3 个月后及 1 年后进行了随访评估。因为我们的模式是基于诉求的（与标准模式或疾病模式不同），所以，我们是基于原初诉求状态的改变来进行治疗成效评判。

因此，在 3 个月后的随访中，我们询问 Miriam 和 A1 是否觉得 A1 脱离了抑郁的困境。两人都说他好多了，但并没有完全摆脱困境。Miriam 说他更加活跃了，会看书和看电视。他同意自己并没有百分之百好转，但是他在做事，去散步并做一些志愿工作。

他仍然没有开车，但他说并没有放弃这个想法，也没有卖掉汽车。他仍在看 M. 医生，因为医生似乎坚持要这样做，这样至少能监控药物治疗。最后，他们俩都表示，Al 不再担心财务状况，并感到他们有足够的钱生活。

在 1 年后的随访中，Al 说他继续每月见 M. 医生一次，进行医学监测，但"重要的是我感觉很好"。Al 的情况说明了接受药物治疗的人们普遍存在的问题：用药容易，停药难。病人、精神科医生或两者都担心停止用药会导致疾病复发。不幸的是，继续服药是在暗示病人和他的家人：他仍然病着。尽管 Al 和 Miriam 对于他的病情改善感到非常放心，但他们可能不认为他已经走出困境，因为他被暗示需要长期的药物治疗。

在做出不愿驾驶的明确决定后，Al 在大约 6 个月前卖掉了汽车。Al 和 Miriam 在社区中心一起进行志愿工作。没有新的问题出现，这对夫妇说事情进展得十分顺利。

· · ·

总而言之，这个案例的基本特征可以简单概括为：

1. 主要有诉求者是妻子。

2. 她的主诉是丈夫的抑郁症，表现为害怕财务崩溃、威胁要自杀以及活动退缩。

3. 她纠正这种情况的主要努力是向丈夫保证："你的担心是不合理的。"在这件事上，女儿、女婿和她是一致的。

4. 主要的治疗努力是让她放弃保证，而采取"你的担心是合理的"的位置。

然而，治疗策略的实施并非如此简单。必须考虑到 Miriam 被丈夫的"严重"状况吓到了。这要求我们团队谨慎而缓慢地行动，以确保她在与丈夫采取不同位置的每一步中都感到自己处于合理而可靠的位置。我们还从她的女儿和女婿那里获得了一些支持，我们也支持了 M. 医生对 Al 的治疗。总体而言，我们的方法阐明了识别来访者所采取的位置的效用，以及将其整合到治疗师希望推动来访者行进方向上的效用。

· · ·

Al 关于电话被窃听以及医生正在测试自己是否发疯的"偏执妄想"症状相对较轻，而且只向家人表达。在第 3 章的案例中，来访者的主要症状是更为虚幻的妄想，这类症状能够完全阻止治疗师从心理治疗的角度与其工作，当然也会打消治疗师采用短程心理治疗来干预的考虑。

第 3 章

妄想和偏执

当病人表达的想法超出了常人所持有的信念时，尤其是当病人对这些想法坚信无疑时，这个问题就严重了。**严重**的标签是建立在传统观念上的，这种极端的表达代表了一种相当固化的病理性思维；如果是被害妄想，病人的情况就更严重了，这就暗示病人可能会采取某种激烈的报复或防御手段。在任何情况下，这类病人都会被认为已经超出了正常逻辑或对话所能及的范围，治疗师也会常常感到自己在应对一个疯狂的人，这个人可能很危险。

通常，人们应对妄想的方式是避免正面对质："你认为你是耶稣基督吗？这太疯狂了！"相反，治疗师试图通过**暗地里**将这些妄想构建成一种精神疾病的产物而让病人接受他们的妄想是证据不充分的。"你从什么时候开始相信……"同时对有关压力或异常事件的起始时间进行提问。其他提问可能是对妄想更明确的挑战："当你告诉别人时，你有没有注意到他们会奇怪地看着你？""你觉得你为什么会住院呢？你不觉得你有什么问题吗？""你为什么这么肯定？"

因此，总的来说，传统的方法或明或暗地是在挑战这种妄想。大多数治疗师认为，除非病人承认他的信念没有合理的基础，否则无法继续有效的治疗。如果病人在面对治疗师的挑战时坚持他的妄想，治疗师通常会认为这种坚持是病人病情严重的标志，而不是在表明治疗师的尝试是一种无效的方式。

就像处理任何难题一样，我们更感兴趣的是为改变不受欢迎的行为而进行的、失败了的努力，尽管这些努力很持久。然而，在下面的例子中，有一些普遍特征你应该记在心里：其一，这些案例都发生在私人执业中，没有进行录音，因此，对话是概括性的或是对真实对话的模拟；其二，与第2章的案例不同，在第2章中尝试未果的方法被清楚地描述了出来，但在这些案例中没有。当治疗师们与病人详细谈论他的"疯狂"想法时，他们基于从经验中汲取的假设进行工作，这些假设是关于哪些是没起效的做法的。正如我们所描述的那样，传统的方式——试图挑战病人的信念，本质上是在告诉病人："你的信念是站不住脚的。它是精神错乱的产物。"

如果治疗师脱离这一尝试未果的方法，他的主要替代方案就是采取这个位置："你的信念是站得住脚的。"你将在所有的案例示例中看到这个思路。维持这种位置是困难的，尤其是当来访者以威胁的语气表达妄想，并且暗示他可能采取一些夸张的行动来保护自己免受迫害时。如果你记住以下的话，可能对你有帮助：试图让来访者接受他的信念是毫无根据的，这类似于争论，争论可能会导致情况两极化。

我知道你的办公室被窃听了

第一个例子是 Don Jackson（心智研究所的创始人和精神领袖）在 20 世纪 60 年代早期处理的一个案例。他以这个案例来展示治疗被贴上偏执狂标签的病人的创新方式。他的干预也强烈影响了本章第三个例子中使用的方法。

病人是一个 40 岁出头的已婚男人，他曾担任要职，但被公司要求病休，因为他坚持跟同事说，某个政府机构、美国中央情报局、联邦调查局或者其他诸如此类的机构，通过跟踪他、巡视他的家、窃听他的电话来监视他。在公司的坚持下，他去看精神科，并被转介给了 Jackson。

在提供了一般的人口学资料后不久，病人用一种随意的语气说："我知道这次访谈正在被窃听，但不管怎么样，让我们继续吧。"与质疑这个陈述（例如，"你怎么会这么想"或者"你在其他场合也有类似的想法吗"等）的做法相反，Jackson 坐直了身子，带着明显的担忧和恼怒说："该死的，我不会允许任何人侵犯我和病人的工作隐私！我们现在就停下来，直到找到那只窃听器并把它丢掉！"于是他开始查看书桌抽屉，摸桌子下面，检查他的电话。还坐在那里的病人被 Jackson 的反应和他搜索的强度吓了一跳。

Jackson 转向他说："别光坐在那儿！帮我找到那该死的窃听器！我们要找到它才继续。"病人还有些犹豫，

Jackson 又重复了一遍这个指令。最后，病人从椅子上站了起来，一边迟疑地往椅子下面看，还一边看看 Jackson 在做什么。偶尔，Jackson 会问："你找到了吗？"当他得到否定的回答时，他会说："好的，继续找。我们不找到它就不继续谈。"几分钟后，病人开始坐下来，但 Jackson 坚持要他继续帮助找到窃听器。

最终，病人用一种疲惫的语调说："Jackson，忘了窃听器和联邦调查局吧。那对我来说不重要。我需要和你谈谈我的婚姻，它快瓦解了。"说到这里，Jackson 停止了他的搜寻，坐下来问："好的。婚姻遇到什么问题了？"这次会谈和随后的几次会谈都在这个议程上进行，联邦调查局或窃听电话再也没有被提起。

Jackson 的干预给我们留下了很深刻的印象，他避免了惯常的挑战妄想的尝试未果的方法，而是接受了它，仿佛它是证据确凿的。通过这样做，他含蓄地使得病人关注到自己的不一致行为，即他正消极地坐在一间被窃听的办公室里，准备向一位精神科医生进行私人咨询。

Fidel Castro 爱上我了

几年后，一个女人（我们叫她 Janet）通过当地民政办公室被转介给我（R. F.）。她 32 岁，单身，没有工作。她依靠社会福利生活，因为她被认为有精神残疾。当我问她找我有什么事时，她说她不知道该如何回应 Fidel Castro（译者注：古巴领导人）对她的示好。想起 Jackson 的案例和我们在短程心理治疗中心所做的工作，我知道挑战她的想法是没有意义的。

R. F.: 什么样的姿态？

Janet: 嗯，他爱上我了。

R. F.: 他是怎么让你知道的？毕竟，他在古巴。

Janet: 不，他在旧金山。

R. F.: 真的吗？我很惊讶，因为他在这个国家不太受欢迎。但你永远不知道政府接下来会做什么。那么他是如何向你表达他的爱的呢？

Janet: 没有直接表达，总是通过他的代理人。

R. F.: 哦。怎么进行呢？

Janet: 嗯，当我走在街上的时候，我会经过两三个正在聊天的男人，我可以从他们的谈话中得知这是 Castro 传达给我的他爱我的信息。

R. F.: 他没有像个男子汉一样直截了当地告诉你吗？

Janet: 不，总是通过他的代理人。

R. F.: 嗯，既然他爱你，他带你出去吃饭了吗？

Janet: 没有。

R. F.: 一次也没有？至少有一次吧？

Janet: 没有。

R. F.:	那么，那么有没有去看部烂片？
Janet:	不，也没有。
R. F.:	你的意思是说这个人对你表白，但他不会直接告诉你，也不会在你身上花一分钱?!
Janet:	嗯，我想……是的，是这样。
R. F.:	Janet，你可不要把时间浪费在那种人身上。他这样的人配不上你（Janet 笑了，看起来很高兴）。好好想一想。还有，我们下周是不是再见一次？
Janet:	（仍然微笑着）好的。

Janet 在接下来的会谈开场时是这么说的："你还记得关于 Castro 的那些事吗？嗯，它结束了，它不重要。让我告诉你我真正需要帮助的是什么。我已经失业很长一段时间了，我厌倦了靠福利生活。我想回去工作，我对未来感到恐惧。当我开始想它的时候，我的大脑一片空白。你能帮我解决这类问题吗？"

我告诉 Janet，我处理过这类问题。剩下的会谈时间都关注在这个焦点上。在她参加了一个职业培训项目之后，她结束了治疗。那个培训项目也确保能帮助她找到工作。

那个人说我不是 FBI

我（R. F.）在办公室接到一个电话。打电话的人是一位牧师，那天早上，他的教区居民 Jerry 非常激动地找到了他。Jerry 说，他寻求帮助是因为他的工作涉及敏感信息，而联邦调查局一直在监视他。牧师觉得 Jerry 急需精神科的帮助，于是问我能否尽快见他。我告诉他那天上午晚些时候我可以见他，我们约定了见面时间。他说 Jerry 很着急，不想一个人到我的办公室来，问我他是否可以陪他去。我说可以。

Jerry 快 30 岁了，已婚，有一个孩子。当我来到等候室时，他和牧师已经等在那里了。当我邀请 Jerry 进我的办公室时，他说他想要牧师和他一起。我欣然同意了。Jerry 显得很紧张，坐在椅子边上。我开始问一些常见的身份信息，但还没等我弄清楚，Jerry 就打断了我的话。

Jerry：	你能给我看一下证件吗？
R. F.：	当然。你想看什么？
Jerry：	你的驾照吧。
R. F.：	好的（我从椅子上站起来，走到 Jerry 面前，打开钱包给他看驾照。他很快地看了一眼，我回到了我的椅子上）。
Jerry：	谢谢。没事了。
R. F.：	现在你对我是 Fisch 医生这件事放心了吗？
Jerry：	是的。
R. F.：	嘿！你几乎没有怎么看它：只是瞥了一眼。你没法凭

看一眼就判断真伪的。拿去，好好看看吧（我又走过去，给他看我的驾照。这一次，他仔细地看了看，仔细地看了看照片，又抬头看了看我，想确认一下，又看了一遍证件）。

Jerry: 好了，可以了。

R. F.: （我回到座位上）你现在满意了吗？

Jerry: 是的，很好。

R. F.: 天哪！你的牧师在电话里告诉我，你很担心 FBI 在跟踪你。你就凭一张简单的驾照就认为我没问题了？

Jerry: 嗯，你的学位证书和执照都挂在墙上。

R. F.: Jerry，对 FBI 来说编任何文件都不是难事。他们甚至可以在很短时间内伪造出一个办公室。不，这说明不了什么。直到我相信你对我放心之前，我不会让你告诉我任何关于你自己的事情。

长时间的沉默之后，Jerry 绝望地环顾着办公室，寻找一些可以证实的东西。有那么一两次，他向他的牧师看了看，显然是希望他能帮他摆脱困境，或者提出一些他自己忽略了的建议。然而，牧师静静地坐着，看着局促不安的 Jerry。最后，Jerry 说："Fisch 医生，忘了联邦调查局吧，我不是为这个来的。我妻子威胁要跟我离婚，我很恐慌。求你了，我需要帮助。"

剩下的会谈和随后的会谈都集中在婚姻问题上。Jerry

再也没有提起联邦调查局。在这个特殊的案例中，"跟着妄想走"产生了一种有趣的效果；它很快就扭转了我们原来的位置。一开始，Jerry 要我说服他相信我的身份，但我转变了这个位置，让他不得不用我的身份说服**我**。

· · ·

在这些案例中，你可能会注意到，在对妄想的接纳中，有一种平静的嬉戏而不是挑战。你可以避免苦苦挣扎于让病人承认他的观念是站不住脚的，是基于某种形式的精神病理学的。相反，你可以在妄想中寻找内在的矛盾。事实上，所谓的妄想症病人的**行为**常常与所陈述的妄想并不一致。

例如，Jerry 虽然说他一直受到联邦调查局的监视，但他从来没有试图到我的办公室外面去看看是否有特工在窃听，而那才是与他的想法相一致的行为。在那个声称 Castro 爱上了她的女士的例子中，她没有质疑他有多合适她，而当一个女人谈论一个男人说他爱她，但从未以任何切实的方法关注过她时，提出这种质疑才是恰当的。

这些干预的本质并不是治疗师做了什么，而是它**脱离**了处理某人表达反常或奇怪的信念时惯常尝试的方法。挑战一个想法有时可能会导致这个人放弃它，但是当这个人处于偏执妄想的情况下，挑战其妄想可能会更加坚定他或她的位置。这种行为也确实提出了一个问题，究竟是坚持奇怪的想法是一种固化的偏执表现，还是坚持这个奇怪的想法其实是对这个想法被持续挑战的反应？我们倾向于后一种解释。我们已经讲过，我们的工作不是去治疗问题；相反，我们是去治疗尝试未果的方法。这种方法为干预提供了一个杠杆，可以促成迅速的变化，我们将在第 4 章看到这一点。在下一章中，我们将着眼于用我们的方式处理目前普遍存在的严重问题：进食障碍。

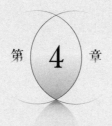

第 4 章

神经性厌食

神经性厌食（厌食症）由于迫在眉睫的饥饿和死亡的威胁而被视作一种严重的问题。一个人会坚持节食到危及自身健康甚至生命的地步，这类问题让治疗师望而生畏。此外，除了拒绝承认她的"节食"有任何问题外，病人还有一个奇怪的想法，那就是她还是太胖了！

和其他一些严重的问题一样，有此类问题的人很少主动求助、诉说自己的行为问题；相反，有诉求者通常是其父母或其他近亲。所有这些因素都为长期治疗设定了期望。在这些案例中，正如在所有其他案例中一样，我们主要感兴趣的是诉求者为改变使他们感到痛苦的问题所做的努力，因为只有停止这些努力，才能够在短时间内带来改变。

Henry、Sylvia 和 Susan

在下面的案例中，有诉求者是父母。他们的女儿结婚了，在他们的公司里工作。她在工作中表现得很好。而在其他方面，她的外表和举止都符合所谓厌食症病人的标准。她非常瘦，看上去很虚弱，能日复一日地工作真是个奇迹。和许多厌食症病人一样，她抱怨自己仍然超重，需要不断努力以防止发胖。当然，这样的说法会让她的父母争辩说她实际上已经很瘦了，然而她很容易就对这种说法不以为然，说只要照镜子就能获得需要的所有证据。然后，她的父母就会陷入一种沉默和沮丧的投降状态。

由于这是私人执业中的案例，下面的对话是对实际治疗的浓缩模拟版本，无法提供录音材料副本。

第一个电话是"病人"的父亲 Henry 打的。他坚持要我见他、他的妻子 Sylvia、患厌食症的女儿 Susan，还有两个小女儿。他说，另外两个女儿愿意长途旅行来参加这项面谈，因为她们担心 Susan 的健康。虽然我（R. F.）倾向于将面谈限制在主要相关"人物"中（在本例中应该是父母，因为我在电话里得知 Susan 不是有诉求者，两个妹妹和 Susan 只有少许的接触），但我仍然同意进行这次面谈。

第一小节

Henry 和 Sylvia 50 岁出头，经营一家小而成功的企业已有多年，他们公司雇用 Susan 已有 5 年，她担任一项重要职务。Susan，29 岁，已婚，没有孩子。她的丈夫有一份与家族生意无关的工作。在第一次见面时，Susan 显然是他们关心的中心。然而，他们都在努力避免给她贴上病人的标签。

父母和姐妹们轮流说他们是来接受家庭治疗的。Susan似乎看穿了他们外交式的努力，反驳说她没有什么问题，她很抱歉他们费了那么大的劲来安排这次会面。

Henry：　呃，亲爱的，你知道我们很关心你，我们觉得作为一家人，如果我们能理解你正在经历的事，那将会很有帮助。

Susan：　我没有"在经历"任何事。我很好，我希望你们不要再为我担心了。

Sylvia：　Susan，你太瘦了，你几乎什么都不吃，我们没法不担心你的健康。

Susan：　噢，我的天哪！

妹妹：　你知道的，你经常感冒，有时还得流感。你在消耗你的抵抗力。你看不出来吗？

Susan：　你看，我知道怎么照顾自己。你想让我看起来像个飞艇，这样你就会不担心了？

后面的主题仍然这样持续下去：家庭成员试图说服Susan接受她因为节食而痛苦，需要"寻求一些帮助"来改变这种状况。而Susan的反驳是："我没有任何问题。我只是不想变胖。"

第二小节

由于两个妹妹必须回到各自的地方，而 Susan 显然不是一个有诉求者，所以我要求下一次面谈只会见父母。

R. F.：　上次我有机会看到你们大家设法使 Susan 认识到她在危险地节食，但是她好像没有领会。她只是说"没什么"。我们简单回顾一下，这类对话能代表你们曾在其他时候试着帮助她时的情况吗？

Henry：　是的。这太疯狂了！她已经瘦成一把骨头，还坚持说自己超重了。

Sylvia：　她看不出自己在做什么吗？她每年感冒四五次，她很难找到合身的衣服，她总是那么苍白。我们告诉她这些事，但她说我们小题大做。

Henry：　这实在是令人沮丧。她每天都和我们一起工作，她工作非常努力；她经常不吃午饭，在 Sylvia 和我出去的时候，她会继续工作。

R. F.：　当她不吃午饭时，你会说什么吗？

Henry：　当然，我们恳求她休息一下，求她跟我们一起去吃点东西。

Sylvia：　她很固执，坚持说她不饿，她想完成现在的工作："你们去吃午饭吧。我很好。"然后我们会问她，我们可不可以至少给她带点吃的回来。

Henry:　她经常会说不，她真的不饿；但我们无论如何会带回来一些东西。如果三明治里有肉，她会把肉挑出来，咬一口，把它放在一边，然后继续工作。在一天结束的时候，大部分三明治仍然会在那里。她快把我逼疯了！

Sylvia:　当她要求我们带些食物回来时，她要的食物分量几乎相当于没有：一小份沙拉或餐馆里的几块饼干，诸如此类。我们会尝试给她带点更有营养的东西，三明治之类的。但是，她连碰都不碰它。

R. F.:　各位，让我问你们一个问题。我知道你们非常关心她，而你们也有充分的理由关心她。但我猜想你们也很困惑。毕竟，她是个聪明能干的女人。你说过她在生意场上出类拔萃。我想问你们，你们觉得她为什么要这么做？

这个问题试图引出家长对 Susan 和她的问题的看法——即他们的位置。

Henry:　我知道这听起来很疯狂，但 Susan 总是以自己能面对挑战而不需要帮助为傲，她能独立处理事情似乎对她很重要。她相当争强好胜。她的妹妹们一直在努力减肥，你可以看出，他们做得并不好。如果她决心向她们展示她的毅力，我对此毫不意外。但这只是猜测。

这个概念化对 Henry 来说是有意义的，可能对 Sylvia 来说也是。接下来是一种利用他的现实感来帮助他们摆脱"请你必须多吃点"的方式。合乎逻辑的说法是："你不应该吃那么多。"

在很多情况下，当来访者意识到他们一直在做的事情根本不起作用时，他们就会改变。但是，对于严重的问题，需要的不仅仅是来访者意识到他们的策略不起作用，因为来访者被病人的病情和如果他们在处理它时出错所带来的可怕风险吓住了。因此，就对他们有意义的事情来工作，但对其进行重构，可以帮助他们摆脱令人无力的威胁。

在接下来的对话中，我们用粗体字标注我们精心选择的措辞，来阐明成功调动来访者的动机不仅是传达一个想法的问题，而且是如何表达这个想法的问题。

R. F.：　（继续先前的对话）嗯，这只是一个猜测，但我能看出其中的意义。所以我不会太快放弃这个想法。如果那是一种激励她的东西，那是否意味着她不会被一种好像在让她获得帮助的努力所吸引？

Henry：　可能不会。她是非常独立的（Sylvia 点头表示同意）。

R. F.：　这是否**可能解释**，为什么你们尽全力让她吃东西，结果却被挡回来了？是否你们在无意中满足了她的首要动机，即在挑战面前迎难而上？

当你试图让来访者考虑一个新的、与之前不同的假设时，你询问"是否**有可能**"可以强化这一努力，因为来访者会同意大多数事情都是"**有可能的**"。然后，你可以以这种有**可能的**假设来继续下面的谈话。

Henry：　　是的，这很有道理。但我们还能做什么？我们不能袖手旁观，看着她每况愈下。

R. F.：　　不，当然不是。但是，这不是要在继续做无效的努力和什么都不做之间进行选择。这是一个从经验中学习做一些**将会**有用的事情的问题。你一次又一次地了解到，试图帮她多吃会**适得其反**。这让你有什么想法吗？

　　"**适得其反**"这一表达比"**行不通**"更具确定性。"**行不通**"会给人留下这样的印象，即来访者的努力只是单纯不奏效，而"**适得其反**"则意味着该努力南辕北辙、有害无益。我们在这里也看到，当我问他们我说的话是否给他们带来什么想法的时候，我的节奏很慢。假如来访者建议了某个方向，而不是感觉到是治疗师在力劝他们接受这个想法，那么来访者更有可能接受这个新的锚点。

Sylvia：　　你的意思是我们应该不再催她吃饭了？

R. F.：　　我不确定是否仅仅停止催促就会有帮助。她极有可能把你们的沉默理解为你们只是暂停了一贯的努力；她可能会等着你们再说一些你们以前说过的话。不，我认为必须采用某些方式来传达你们已经改弦更张了。

Henry: 嗯，我想这可能包括**不鼓励**她吃东西这样的方式。

R. F.: 是的，我想是的……这会**可行**吗？当你们准备出去吃午饭时，问她是否介意在午饭时间工作。你们不会提出要给她带任何东西回来。如果她问起，也只有在她提出的时候，你们才回答："当然可以。"但是，当你们回来的时候才意识到你们忘记了，而且你们非常抱歉地说："你能等到晚饭时间吗？"

Sylvia: 那和我们所做的恰恰相反！（笑）

Henry: 如果她因为我们忘记带东西而生气了呢？

R. F.: 她曾经因为你们没有催她吃东西生过气吗？（两人都摇了摇头）那么，如果她真的生气了，你们就知道你们做对了。

听着，抛开你们和她之前的经历不谈，我知道这对你们来说依旧看上去很奇怪。**我不是让你立即就这么做。在你们尝试之前**，你们最好仔细考虑好。而且因为你们不知道她会有什么反应，所以最好把它当作一个**实验**。

我们宁愿犯行动太慢的过错，也不要操之过急。在这里，我提出了一个切实可行的建议，这个建议基于来访者的参考框架，并且由来访者给出了方向。但是，在严重的案例中，我们要记住，来访者可能会因为害怕犯具有危险性的错误而对做任何不同的事情感到紧张。因此，我们更愿意告诉来访者"慢慢来"。

我接着说的一句话，似乎是对那个想法，即"仔细考虑好"，进行的呼应，然后又加了一个限定词，暗示经过考虑之后，他们可以这么做（我们在此感谢 Milton Erickson 的这种"建议"方式）。

最后，为了进一步减轻他们对尝试不同内容的恐惧，我敦促他们把这个新锚点标注为一项实验。实验允许实验者有好奇心，而好奇心往往会取代焦虑。"实验"这一标签还暗示，如果实验不成功，这个新锚点可以取消；它可以根据需要实施和撤销。

第三小节

第三次面谈于 2 周后进行。

R. F.： 我知道上次我提了一个建议，并让你们考虑一下，所以**我对你们的思考很感兴趣**。

请注意，我没有问他们是否**做了**这件事。如果我这样问，而他们说他们没有做，这将使他们和我处于一个尴尬的境地。但是，询问他们的思考可以让他们陈述自己接受或拒绝这个想法，并给出他们的理由。这种表述方式使我对他们的思考保持接纳的位置。后来的事实说明，在这个案例中，这种谨慎不是必需的。但是，正如我们之前所说的，把事情做得太慢总比太快好。

Henry: 嗯，我们做到了！上周的某一天，我们正要去吃午饭，我问 Susan 是否介意留下来在午餐时间完成一些需要做的工作。她说可以，但希望我们能给她带一个三明治或一份清淡的沙拉回来。我们说："当然可以。"

当我们空手而归时，她问她的午饭在哪里。我说："哦，天哪。非常抱歉，亲爱的。我忘得一干二净。"我没有提出要出去给她买什么东西，但我必须承认我很想去。她没有生气，但看上去很失望，这一天剩下的时间平安无事。

Sylvia: 第二天真是个惊喜。我们原以为一切会照常进行。然而，在午餐休息时，Susan 问我们她是否可以和我们一起吃午饭！（Henry 咧着嘴笑了）

Henry: 可能这听上去是件小事，但她以前从来没问过。我们总是问她是否愿意加入我们，她总是拒绝。然后，在吃午饭时，她说她饿了。她以前也从来没有说过这句话。这一次她没有挑食，吃了整个三明治！

Henry 和 Sylvia 显然对"实验"的结果感到满意。在这种情况下，治疗师倾向于对来访者所做的事表示祝贺，并建议他们进一步推进自己的新方法。记住：治疗的有效性取决于来访者**脱离**他们之前的策略；任何被他们感受为明显改变的初步成功，尽管小，但能帮助他们继续保持新的努力，同时避免回到被证实为适得其反的努力之中。

一般来说，当来访者报告一些听起来像是进步的内容时，在确认他们的成功之前，我们会询问这是否为问题带来改变。有些情况下，如果来访者说他们不认为这是有意义的改变，我们知道应该不要去祝贺他们，而只是简单地点头。有时，我们可能会问一个重大的变化看起来或听起来是什么样的。这可以对决定进一步探究和干预的重点提供有用的信息。

第四、第五小节

我又见了 Henry 和 Sylvia 两次，每次间隔两三个星期。他们说 Susan 现在会在中午吃午餐，通常和他们一起吃。他们还注意到，她的食物选择越来越多，胃口也越来越大，她的外表开始反映出这些变化。我们同意不再继续安排面谈，如有需要再行安排。

. . .

在这个案例中，我们相信有一些有利的因素让说服任务变得比较容易。首先，来访者的女儿是成年人而不是青少年。第二，至少在他们眼中，她已经具备了正确判断的能力。她工作稳定、富有成效，他们将她看作生意中可靠的伙伴。她结婚了，婚姻也稳定。

正如我们先前所说的，在试图干预严重问题时所面临的策略性挑战，其实与问题的性质没有太大关系，与识别出有诉求者所做的使问题持续的努力也无太大关系。实际上，困难在于让有诉求者接受脱离这些努力（除了极其个别的案例，习惯性的倾向是敦促厌食症病人多吃）。我们常清楚地看到了需要做什么，但未能激励来访者跟从建议，我们常因此感到沮丧。

例如，在另一个案例中，一名厌食症病人曾由一位内科医生治疗。虽然他的干预没有带来任何改变，但病人的父母很信任他。然而，我们没有联系他。事后看来，如果我们和他谈过并通过努力得到他的支持，可能会取得战略上的不同效果。

在其他厌食症案例以及其他严重案例中，我们通常在不知不觉中采取了过于乐观的位置，而给家人留下的印象是我们没有足够重视他们孩子的病情；在这种情况下，父母会把孩子看作是某种奇怪的内在心理怪癖的病态的、无助的受害者。父母们也被这种"疾病"的古怪吓住了。正如我们之前所说的那样，行动太慢犯错的可能性比行动太快犯错的可能性要小，因为父母会对"做错事"感到极度不安。在其他案例中，我们在试图让家庭成员在实现潜在收益之前改变其所做的努力时，行动太快了。

．．．

下面的案例与 Henry、Sylvia 和 Susan 的案例有许多
相似之处。厌食者是一位已婚的成年人，她在病重之前一直
在追求自己的事业。我们之所以介绍这个案例，是因为它有
一个显著的特点。在第一小节中，治疗师采用缓慢而费力的、
彻底的方法，引出了问题的基本要素，以及父母的尝试未果
的方法。后者更为重要，因为这些努力的徒劳性对父母来说
变得如此明显，以致他们自己转向了一个不同的锚点。治疗
师不需要做任何进一步的努力来说服他们脱离其一直在做的
事情。

本病例由 John Weakland（J. W.）在短程心理治疗
中心进行治疗。因此，我们能够呈现实际的对话。

我们纳入了第一次面谈的大部分对话，所以你可以看到
J. W. 是如何如此清晰地呈现出相关的信息，以致这个案子
比我们预想的要快得多：只用了 3 次面谈就完成了。

具有讽刺意味的是，尽管我们已经发展出了一种短程心
理治疗的方法，并投入了 30 多年的时间来精炼和使用它，
但有时，当发现一些情况改善得如此之快时，我们还是会感
到惊讶。几年前，在本中心发展的早期，我们正在审查"失
败案例"，其中包括从治疗中脱落的来访者。一位来访者未进
行第三次预约，我们就把她定义为脱落个案。但当我们播放

第二次面谈的录音时，我们都听到她明确果断地说，她从治疗中得到的远远超出了她的预期；她不再因为她的问题（抑郁）而陷入困境，她详细描述了她正在采取的具体行动，这些行动与她戏剧性的进步相呼应。我们把录音停下，完全被弄糊涂了。我们所有人，包括她的治疗师和五个观察员，都出席了这次面谈，但我们谁也不记得她说过这些话。当我们继续播放录音时，我们听到治疗师说："好的，下周见！"我们只能假设，我们对她的评论充耳不闻，是因为我们仍然对"逃入健康"的精神分析概念念念不忘，即，认为她关于病情好转的报告是不真实的，因此不予考虑。这就是一个人的参照框架的力量。

女儿不吃饭，爸爸精神崩溃

　　与我们联系的这对父母叫 Jack 和 Peggy，他们有一个 31 岁的已婚女儿 Janice，我们被告知她患有厌食症。和之前的 Susan 不同，Janice 最近住院了。因此，不仅是在第一次面谈期间，而且在其余治疗时间里，我们只会见了她的父母。我们从未见过他们的女儿。这对于那些更接受传统家庭治疗的读者来说可能有些奇怪，因为传统家庭治疗的模型假设家庭中任何一个成员的症状行为都代表了整个家庭潜在的"功能失调的内稳态"。

　　如果按照这种模式继续下去，那么从逻辑上讲，为了减轻症状行为，家庭的沟通功能将不得不从根本上改变，在这种情况下，**所有**成员都应该参与家庭治疗。但我们的模型不同，虽然也包含了互动视角。也就是说，我们认为症状性行为主要是由有诉求者为解决这种行为所做的努力所**维持**的，他们的努力实际上创造了一个敏感的反馈循环——一个恶性循环。因此，这个环路中的**任何**成员脱离这种重复性的努力都可以逆转该反馈循环，从而消除维持该问题的努力。

第一小节

J. W. 以我们惯常的提问开始了这个个案。

J. W.: 你们的问题是什么？

Peggy: 我们的女儿出了问题。她 31 岁了，不吃东西。她 12 岁时吃东西就有问题，但没多久就好了。在高中的时候又开始出现问题。她会抱怨胃痛。现在，她已经结婚 5 年了，有一个 3 岁半的孩子。她的工作压力也很大。

J. W.: 她还在住院吗？

Peggy: 没有。她只在医院住了 3 周，但他们不让她出院，除非她答应每周去门诊两三次。她很矮，不到 5 英尺，她只有 70 多磅……我们希望你能帮助我们应对这种情况。

在她讲述的过程中，Jack 紧张地坐着，双手交叠在脸上，像祈祷一样，低着头，看着地面，让人觉得他是一个正焦急地等待轮到自己做重要发言的听者。相比之下，Peggy 要镇定得多，她的陈述清晰而有条理。她表现得头脑冷静，但这也传达了她过度感受到这是一个令人绝望的处境。

Peggy:　（接着说）有人说她可能感染了白念珠菌。她一吃东西就恶心。她害怕呕吐。她说她宁可不吃也不愿冒呕吐的危险。我问她："呕吐有什么问题吗？"但她还是对此很害怕……我们都要崩溃了，他（Jack）很沮丧。这件事对我们而言压力很大。

J. W.:　似乎 Janice 无论做什么都没有效果。（两人均点头）请多告诉我一些关于这件事压力很大的情况。

Peggy:　我们接到她打来的电话，告诉我们她有多难过。这些情况非常令人沮丧。我几乎不想和她说话。

Jack:　是的。听到她谈论她的病情，她的胃痛，她不吃东西，真让人心烦。

Peggy:　（指向 Jack）他去过医院后会冲着我说（转述）："我们该怎么办？"

你也许能感受到这些人所感受到的恐惧，Jack 几乎无法控制自己的恐慌和无助感；Peggy 竭力使自己镇定下来，使他们两人都能保持一定的镇定。

Peggy: 她表达出想吃的欲望……她觉得这种想法是身体上的……但也可能是情绪化的。她说在我们家很难长大。

Jack: （拓展这一想法）我以前在（危险的环境中）工作……这已经够糟糕了，但我还会把该死的工作带回家……

J. W.: （对 Peggy 说）你一定累坏了。要去医院，还要照顾孩子……

Peggy: （虚弱而悲伤地说）是的。

他们开始详细描述 Janice 所接受的医疗照护情况，一方面是为了给 J．W．提供信息，另一方面也是为了证明他们的沮丧和绝望是合理的。

Jack: 在某某医院（另一家医院），医生的思想很保守！Janice 问他关于感染白念珠菌的可能性。"你从哪里产生这种想法的？"他直截了当地告诉她："我不相信会是这种情况！"他就这样打断了她（此时 Jack 的讲话速度很快，很有压力）！好吧，如果你那样相信的话，可以，但是有更多礼貌的表达方式……别当着她的面告诉她这些！（Jack 接着说，在咨询那家医院的另一位医生时，发生了同样的情况，这增加了他们的挫败感。）

J. W.: 当前这种极其困难的情况可能是出于三方面的原因……并且听起来她好像没有得到有效的医疗照顾。

J．W．所说的"三方面"，是指对白念珠菌感染的推测、"情绪"因素以及不明确和模糊的"身体"因素。然而，这句评论的主要目的是要证明 J．W．识别出了他们的无助感、迷失感和恐惧感。

Jack： 对的！对的！

Peggy： 她看过很多医生，现在她正在看一个整合式的医生，所以我们希望这次……

J．W．： 你们最好祈求好运。最安全的做法是不要把希望寄托在可能会失望的事情上。

这番话也呼应了他对他们位置的同情。这里重要的一点是，面对这对父母如此明确的悲观情绪，J．W．想要避免采取一种积极的位置，即便有积极的一面，当然也不是显性的。

Peggy： （点头）要现实点，是的。

J．W．： （转向 Jack）你主要担心什么？

Jack： 是她吃饭的事！除非体重增加，否则她会死。我不希望这种事发生……（为了更强调他所关心问题的严重性，Jack 的情绪表达比较节制。然而，他似乎无法保持那种假装的平静，他继续说了下去）我在考虑和她谈谈，恳求她吃点东西，如果不是为了她自己，那也是为了她的孩子，那个需要她的可爱的小男孩……

（Jack 开始哭泣）但我不确定是否要提这个话题。

J. W.：　　　嗯，在这个阶段，我不知道该给她什么建议，但一般来说，你最好慢慢来，不要强迫她接受一个答案……不要催促她，你不确定的事实意味着你不清楚，这里面有许多复杂的因素。

　　不用直接询问，J. W. 可以根据已经谈论过的内容进行假设，Jack 试图通过敦促、规劝她进食来帮助 Janice，他正在考虑推进另一些相似的激进方式。治疗师认为问题的复杂性令人沮丧，因此建议 Jack "慢慢来"，并且因此从他的 "吃吧！吃吧！" 战役中撤退回来。

Jack：　　　是的，是的……（但他又陷入了激动不安的绝望状态，想着如果 Janice 饿死，他们的孙子会受到怎样的灾难性影响）你会看到妈妈们愿意为孩子做任何事情。有时我怀疑 Janice 是否足够关心孩子，好像她对那个小男孩没有足够的感情，没有足够紧密的关系。

　　J. W. 随后转而询问他们为解决问题所进行的尝试。当然，这是非常重要的信息：在我们的模式中，它是维持问题的基石。

J. W.：　　　如果我能知道你是怎样设法帮助 Janice 的，这会很有帮助。任何试图提供帮助的方式都可以。

Peggy: 我们有过几次严肃的谈话，关于她的成长。

J. W.: 这些谈话是什么样的？

　　来访者经常使用简略的表达提供信息，比如给出一个简短的摘要性概述或只是一个标签。但是，由于缺乏确切对话，使得信息的传递变得模糊，只留下了信息的意图。这是人类语言交流复杂性的一部分：不仅发送的信息不一定是接收到的信息，而且被发送的信息不一定是想要发送的信息。因此，治疗师常常不得不询问信息本身，即逐字对话（在本案例中，我们未纳入父母的回复）。

J. W.: 你还做了哪些事情来改善她的处境？

Peggy: 给她准备吃的。但她会说："哦，我不能吃那个。"然后我会问她："你能吃什么？"她会只吃蔬菜，但当我给她准备好蔬菜她又不吃了……（身体向前倾）你知道，这就像一个人从飞机上跳伞。我不知道该怎么推她一把。

J. W.: 你是如何尝试的？

Peggy: 通过给她提供食物——那些我认为她会喜欢的食物。有时她会说："我希望我能吃那个，吃所有的东西。"然后我会告诉她："我也希望你能，我想你可以的。"除此之外，我不知道如何说服她。我真正想知道的是，我们是否应该让她知道我们的感受。在内心深处，我崩溃了；但在她面前，我保持着沉着冷静。他（Jack）更有可能表现出来。他会在她身边徘徊："你喜欢这个吗？你想要这个吗？"这种神经质只会让她紧张。

J. W.：　还有别的吗？

Peggy：　帮她？我想最好还是帮她放松一下，而不是将食物的问题小题大做；也许最好让她主动**要求**得到它，而不是提供给她。或者说是忽略它。上个周末我已经开始这么做了。

Jack：　（表达他试图帮助过程中的挫败）……你怎么能帮到她？鬼知道我怎么才能理解她！

J. W.：　（继续追踪尝试未果的方法）你是如何尝试的？

Jack：　靠近她，催促她。如果她吃一点点食物，我就鼓励她。她会说："我不希望你鼓励我。"但我会告诉她："你让我高兴，这才是现在最值得的。"

J. W.：　你在催促她，鼓励她："吃，吃！"

Jack：　这正是我在努力做的，努力让她吃点东西。我所有能看见的，是一种隧道式的视角。只有"吃，吃，吃"。

　　J. W. 在和该小组的观察员通话之后，询问了关于白念珠菌的问题，特别是能否证实和如何进行证实。Jack 说，目前的医生说，可以通过粪便样本进行筛查，他已经把其中一个送到了东部的实验室，但需要 2 周时间才能得到结果。

然后 J. W. 约定下一次治疗的日程后结束了这次面谈。

J. W.:　　在今天结束之前，我想让你们思考一下进步的第一个迹象。我说"第一个迹象"是因为你女儿的情况非常严重，她还有很长的路要走。因此，这一路上考虑路标是很重要的。第一个可以被观测到的路标是什么？把路标想得尽量微小和具体一些。

　　这是一份家庭作业，供父母在下次面谈前进行思考。这样的任务可以引出有用的信息（例如，澄清来访者如何定义改变），但同时它也是一种干预形式。这个问题隐含的前提是，事情可以改变、可以改善。通过提出这个问题，来访者接受了该前提，并因此带着希望感继续尝试。当来访者看到的只是绝望时，这就更有用了。这种"治疗性乐观主义"可以反过来让来访者放松一点，降低他们绝望地试图解决该问题的紧迫感。

第二小节

　　Peggy 和 Jack 一周后回来。原来的治疗师（J. W.）不在，我（R. F.）主持了这次面谈。因为我直接观察了前一次面谈，所以替换成我所带来的影响不大。面谈开始时，我向 Jack 和 Peggy 解释了这个替换的想法，他们欣然接受了。

我们注意到，在第一次面谈中，几乎没有人询问 Janice 的丈夫——他在这个问题上扮演了什么角色（如果有的话），以及他对此的关心。因为对我们来说，确定谁是对问题有诉求的人是很重要的，所以我在这次面谈中提到了 Janice 的丈夫。

R. F.: 她丈夫在这些情况中处于什么位置，尤其是他和她住在一起之后？

Peggy: 他的态度是 Janice 挺好的。这并不是说他不关心；他是关心的，只是他没有太多阅历，不知道这有多危险。对他来说，这件事会自行过去。

R. F.: 你是说他不惊慌吗？

Jack: （插话）他好像没那么惊慌。他不明白……他不知道会发生什么。

Peggy: ……Janice 会没事的；她会好的。

R. F.: 你们觉得他这种随意的态度有问题吗？

他俩都说没有问题。根据他们对于 Janice 的丈夫对 Janice 病情的态度的描述看来，他似乎不是个有诉求者。他并没有表示对此感到苦恼，因为对他来说，这是一件"会过去"的事，所以他怀疑是否需要特别的介入。倘若情况不是如此，我们可能已经请他加入了。然后 Jack 转移了话题。

Jack： 我就像一面镜子，不善于掩饰自己的感情。（Peggy）在这方面很擅长。所以我发现最好的办法就是离她远一点，让她来处理……这很有效。他（Janice 的丈夫）能够保持冷静，这对她是利大于弊。

R. F.： 如果我没听错的话，他的闲散态度对她有帮助。

除了澄清 Jack 的陈述外，这句话还强调了放弃迫使 Janice 吃饭的尝试未果的方法可以获得的好处。

R. F.： 这是一个小的题外话（对 Jack），但你说，既然你太紧张焦虑，你已经倾向于待在外面，让 Peggy 处理事情……我不知道那是什么意思。你和她之间保持怎样的联系呢？

Jack： 她来探望我们的时候，我不会进厨房或餐厅，或是问她："你感觉如何？你今天吃饱了吗？"我不再问这个问题了。我会给她一个拥抱，然后离开房间或去商店。我尽量避免言语上的交流……如果我开始向那个方向走（向 Janice 施压），Peggy 就会给我一个信号。这是有道理的，因为它取得了成功……到目前为止还不错。

R. F.： ……如何衡量这种成功？

询问细节可以达到几个方面的目标。首先，报告变得更加清晰，从模糊变得明确。其次，你要了解来访者如何衡量变化，他或她的优先排序是怎样的。第三，通过向你报告变化的细节，来访者会将这些变化视作更真实、更有意义的。

Jack：　　　事实是她吃了一点儿。

Peggy：　　她吃得更多了……

Jack：　　　（打断）她吃得多了……她正在吃更多的固体食物。

R. F.：　　顺便问一下，从什么时候开始的?

　　我们之所以提出这个问题，是因为在第一次面谈中，来访者有时可能并没有明确表示在咨询治疗师之前，一些改善就已经出现了。或者，改善的时间可能反映了第一次面谈产生的一些影响。了解具体情况是重要的，因为你需要强调任何可定义的改善；它还会让你发现具体是什么导致了那些进步。

Peggy：　　是从上周开始的……上周日，我做了早餐——肉桂吐司和水煮蛋。她吃得很好。她开始多吃一点了。到了周末，她不再需要用热水瓶了（Peggy 早先注意到，Janice 几乎每顿饭后都会肚子痛，她就用一个热水瓶来缓解疼痛）。她仍然对自己吃的东西保持警惕，记下摄入的热量。

R. F.：　　嗯，这并不让我感到惊讶，因为她的情况如此严重，令人沮丧。我想都没想过要问她一周之内是否有什么变化，这也是原因之一。但我很惊讶。她当然没有脱离险境，但是你是说她吃得更多了、没有用热水瓶。我不能把进步归功于我们所做的任何事情。我们所做的只是提问而已。

在这句话中隐含了好几层意思，来回应 Peggy 说 Janice 仍在注意她的热量摄入量。如果我假设孩子的父母仍然处于一种悲观的状态，仍然担心 Janice 的身体状况不稳定，我就不太可能出错。我呼应了他们的位置，这使得我任何进一步的评论都更加可信。然后我用这种"悲观主义"来解释我对改善的速度感到惊讶：我想都没想过要问。然而，我还是让他们明确，一个令人向往的变化已经发生了，而且比我预期的要快。因此，从"她没有脱离险境"开始，我在谈论的是进步。最后，我通过不承认对这种变化有任何功劳，暗示他们做到了一些事，他们不是无助的旁观者。

Jack: 嗯，这缓解了我的压力，我开始思考……他（John Weakland）给了我很大的压力。我无法思考……别问我为什么……我被引导上了正确的方向。

Peggy: 那次面谈很有帮助。

R. F.: 真的吗？你知道，当你非常专注于你正在做的事情时，你不知道你讲的是否清楚。我对两件事很好奇，让我一次说一件。刚才你说到……

Jack：　　　我说不清楚……

Peggy：　　这是我们迫切需要的。他（指着 Jack）的情况糟透了，每一分一秒……都在失控。在这里和 Weakland 医生谈过之后……他问的问题……

R. F.：　　这就引出了第二个问题。重复一遍，你可能说不清楚……你是否意识到本周你做了什么不同于以往的事情？

Peggy：　　我们去了她家，那里很安静、宁静，没有人提问，没有压力。没有再催促她，我们帮助她放松。对我来说就像假期一样……但因为 Jack，上帝保佑，他太紧张了，紧张的情绪满到都要溢出了。

R. F.：　　你是说像 Ed Sullivan 一样？他只需要离开就能使房间明亮起来。（Jack 和 Peggy 笑了）

Peggy：　　在这个情况下，他只需要离开就能让房间安静下来。

　　虽然幽默应该谨慎使用，但它可能对来访者有益。它把问题的强度从病理学的层面降低到一个熟悉的人类环境层面；它有助于将问题正常化，因此意味着一种少一些神秘色彩、多一些可变动性的状态。人们在放松的时候更容易接受新思想。

R. F.：　　（对 Jack 说）既然你在和 Weakland 面谈后感觉放松一些了，如果在探望 Janice 的方面……如果你……

Jack：　　我根本不去她那儿。压力是她的（指着 Peggy）。我待在家里。

R. F.: 那么你是帮了忙，但不是以一种恭维的方式？

从表面上看，这句评论可能贬低了 Jack 的角色。但我更感兴趣的是它的支持性运用：他所做的事对 Janice 来说是有策略性价值的，但我能理解他可能得不到他应得的荣誉。如果他没有打断我的话，我就会向他澄清我的意图。事实证明，他一点也不为此感到不安。Jack 高兴地说："我今天见到她的时候，她的表情和态度完全不同。她有上周没有的活力，她在笑。"

在这次面谈的剩余时间里，Peggy 和 Jack 重申了第一次面谈对他们来说是多么宝贵。他们对他们尝试未果的方法的评论总是用过去时态："以前，我们会……"他们关于 Janice 改善的陈述是符合事实的，然而，正如我们先前所看到的那样，仍有一个问题有待解决，即他们是否觉得需要更多的帮助。一方面，我们不希望在来访者还没有准备好时就建议治疗终止；另一方面，当来访者觉得没有必要的时候，我们也不想延长治疗。后一种位置可能会产生令人沮丧的影响，它可以在不知不觉中传达出这样的信息：目前所取得的成就是不够的，是微不足道的。对我们来说，Jack 和 Peggy 报告的 Janice 的变化是一个重要的质性进步。但我们更感兴趣的是，来访者是否认为这种变化是显著的；如果是的话，在多大程度上是显著的。我提出了这个考虑。

R. F.： 既然你们俩都说跟 Weakland 的面谈结束之后，你们感觉安定多了，我不知道你们是否达到了预期。毕竟这只是一次面谈。或者你们觉得还没有脱离险境？

Peggy： 她随时都可能再遇到挫折，而且她还是没有摄入足够的热量……这对她来说是件可怕的事。我得让她冷静下来。她的体重不可能增加，但她现在正在吃固体食物。她过去常喝流食。即使每天吃一点点，这也是正确的做法。

R. F.： 所以如果我们希望再见到你们，你们不会觉得这是在浪费时间吧？

Jack： 在这个阶段，我不知道。我不想切断任何能帮助她摆脱困境的东西。

Peggy： 你认为（再多几次面谈）有必要吗？

　　这里我提出了两种选择。他们可以现在停止，把 10 个疗程中剩下的时间存在中心，如果他们以后觉得有必要回来的话，或者他们可以继续，直到他们更确定要结束。因为他们还是有些含糊其辞，我说："我建议在两者之间进行折中。我知道 John 下星期回来。我想请你们两个再过来一次。"

　　你说什么和怎么说，都要考虑到来访者的位置。在这个案例中，来访者的位置是模糊的，既不是非常乐观，也不是非常悲观。在这种情况下，采取悲观位置的错误概率更小。如果你错了，结果发现你低估了来访者的乐观情绪，来访者很可能会纠正你的印象。但如果你犯了另一种错误，低估了来访者的悲观状态，你就有可能让他们觉得你不了解情况的严重性，觉得你是在轻视问题。因此，面对 Jack 和 Peggy 模棱两可的态度，我建议他们再来一次，哪怕只是再来一次。事实证明，他们对这个问题的态度比表面上要轻松。

Peggy： 几周后再来怎么样？可以吗？

Jack： 好的，这样我们就有更多的情况可说了。

R. F.： 好的。那我们就安排 2 周后见。

第三小节

结果，第三次也是最后一次面谈发生在 3 周后，还是由 John Weakland 主持。

J. W.： 自从你们和 Fisch 医生见面到现在已经 3 个星期了，那时情况已经有了很大的改善，说实话，这让我有点紧张，所以我想知道在那之后的 3 个星期里发生了什么。

我们可以将这个构建称为"对快速改善感到紧张"，这会让来访者感到放松，不管他们想要报告什么。例如，一方面，如果他们说自上次面谈以来情况没有变化，甚至出现了恶化，你可以表现出松了一口气，这会消除他们自己因为没有做得更好而受到惩罚的担心。另一方面，如果情况继续改善，这个好消息很容易抵消你对"紧张"的担忧。毕竟，来访者是与问题共同生活的人。

Peggy: 　情况在进步，一点点稳定地进步。Janice 已经取得了进步。她在吃东西，因为她的饮食很有限，她的体重没有增加。她被诊断患有最严重的念珠菌感染。这意味着她不能吃糖、酵母、霉菌，包括所有面包、意大利面和任何会使人发胖的东西；所以她在吃蔬菜、鸡肉、鱼。她不太可能长胖，但我一直告诉她："至少你在正确的路上；你在消化食物，而不仅仅是流质。"

J. W.: 　从我记得的你之前告诉我的情况来看，即使你最多只能说事情已经稳定下来了，这仍然是一个积极的步骤：她在有限的范围内进食，没有挣扎，也没有被催促。

Peggy: 　是的。没有催促。她吃东西后会感到很不舒服，但也不是每天都如此。她以前会吃一点，因为她太疼了，她必须用热水瓶。现在，可能一周用一次或两次热水瓶。她继续去看可能帮到自己的不同的医生。这很昂贵，但也有帮助。

J. W.: 　相较于你第一次面谈时告诉我的那些医生，她在寻找能理解自己的、有帮助的医生方面有什么进展吗？

Peggy: 　是的。她找到一名医生，确诊了白念珠菌感染。他很

	善解人意，但却含糊其辞，而她想要的是更具体的东西。
Jack：	她现在已经找到了一位对这种疾病有更深入了解的医生。
J. W.：	要找到一个几乎在任何方面都恰到好处的人是非常困难的。
Peggy：	她对食物过敏，吃东西很困难。虽然她好些了，但我还是有点怀疑。好像有什么事让她改变了想法，她又开始抑郁了。
J. W.：	首先，我想说的是，我认为在事情已经没有原来那么严重之后，保持警惕要比挥动横幅说"万岁！万岁！一切都搞定了"要明智得多。那不太现实。在事情进一步发展之前，你还是持谨慎的怀疑态度比较安全。
Peggy：	我就是这么做的。
J. W.：	很好。

再一次，J. W. 通过附和来访者的悲观主义来维持可信度，但从那一步开始，他乐观地**暗示**事情可以或可能"进一步发展"，会变得更好。这在原则上类似于使用催眠暗示："**在你的手开始抬起来之前，你将开始感到手中一轻。**"这种位置与传统疗法形成了鲜明的对比，在传统疗法中，病人的悲观情绪会被认为是令人沮丧的，只是一种悲观。在这种情况下，治疗师会倾向试图让来访者详细谈谈她的悲观情绪："看到悲观之中更光明、更有希望的一面！"

Jack:	我也一直鼓励她去看一个好营养师。我在这个地区给她介绍了两家不同的公司。她会做出选择。
J. W.:	我当然希望这能对她有用，但从你们和 Fisch 医生的访谈中，我记得，如果我理解正确的话，你们当时努力的方向是让自己保持观望，后退或者降低参与她的事务的积极性，让她自己多承担一些，是吗？如果我理解不到位的话请告诉我。
Peggy:	是的。
Jack:	她最终将不得不自己处理她的生活，所以这是一个摆脱它的好方法。
J. W.:	所以，除非你看到了什么会改变你想法的东西，一般来说，最好是保持相同的锚点。
Peggy:	目前我还和她住在一起，在她的住处。我帮她购物，在她身边支持她。渐渐地，我看到她做得更多了。
J. W.:	好的。我说的不是你后退一步、把事情更多地交给她的节奏，因为我无法从远处进行判断；我指的是你们策略的大致方向。
Jack:	这是我们大致的方向，我们做得很慢，而不是把所有的东西都放在她的腿上，然后说："给你，全是你的了。"
Peggy:	当她感觉好些时，她就会提出我认为很好的意见："如果我继续感觉这么好，我就能自己开车去见某某医生了。"她正沿着这些思路思考。

J. W.:	这是令人鼓舞的，但再次提醒，在一定程度上不要进展过快，或者甚至不要有不切实际的期望。我认为在这种情况下你最好告诉她："嗯，听起来不错，但不要逼迫自己。可能会比你预期的时间长一点。"否则，如果她对自己的期望或进步的速度不切实际的话……
Jack:	她跟我说过，她预计大概要花一年的时间，而我们只开始了两三个月。
J. W.:	嗯，那很好。我想说的是，你要顺应它，而不是试图鼓励事情超出它真正能发展的速度。
Jack:	基本上，我们让她把握节奏，我们跟着她，一路鼓励她。
J. W.:	嗯，这正是我的意思：一路鼓励她。你是在鼓励她呢，还是超出了帮助的程度，有点在催她呢？
Jack:	我没有催她。我不掺和，不去烦她。
J. W.:	好的。那么，你是怎么鼓励她的呢？
Jack:	例如，当我们在电话里交谈时，我不会问她："你感觉如何？"这是我问的最糟糕的问题。
J. W.:	很好！
Jack:	当我看到她时，我会说："你今天真漂亮。你看起来很活跃。"她会说："你知道的，其他人也这么告诉过我。"所以她知道我是诚实的，她对我的评论报以微笑，而之前她会对我咆哮，然后把我打发走。
J. W.:	只要她对此微笑就好，但假如你看到她一副怀疑的样

子……指望稳定的改善是不可靠的，更可能是前进两步后退一步，因为会发生许多变化。仍然可能有一天你在那里，说同样的话，她会表示她不相信。所以我建议你留意这种可能性，如果真的出现这种情况，你就把它当成一个信号，因为你已经超出了她的准备，你就后退，无论如何至少那天这么做。

Jack: 我在说话之前先观察她。在我开口之前，我先想好说什么。

J. W.: 那很好，不过这是一项艰难的工作！

这次面谈快结束的时候，J. W. 问他们是否还有其他关于 Janice 的问题。两人都说没有了，问题只是在于她吃东西的情况，及其对她健康和精神造成的影响。他们表示，他们认为自己明白什么是更有效的途径，而且迄今为止的结果令他们受到鼓舞。J. W. 随后建议他们现在停止治疗，但在他们觉得可能有必要的时候可以随时选择重新开展治疗。他们欣然同意把剩余的面谈时间存在中心。

随访

按照短程心理治疗中心的惯例，我们对 Jack 和 Peggy 进行了电话随访，第一次是在他们最后一次面谈的 6 个月后。他们每个人都说自己对 Janice 的病情没那么在意了，她的病情虽然变化缓慢，但在逐渐好转。Peggy 举了一个例子，说 Janice 现在开始穿衣打扮，而不是整天穿着她的长袍。她补充说，Janice 计划下周回去工作。

我们是在最后一次面谈大约 1 年后进行的第二次随访。关于他们对 Janice 的担心，Jack 说："少了，少得多了。"他说 Janice 的头发又长出来了，她离开家工作，自己开车，还经常吃东西，她的胃痛现在已经不那么频繁了；Peggy 觉得给 Janice 帮忙的需要已经大量减少了。Peggy 赞同 Jack 的报告内容："她更独立了。"

· · ·

回顾这个案例，似乎主要的治疗效果是在第一阶段产生的。在那个时候，我们通常通过提问来引出对问题的清晰陈述，并据此对尝试未果的方法进行清晰地描述，这产生了一种意想不到的策略性效果。讨论很清楚地表明，催促 Janice 吃饭至少是没有效果的，而且可能会使事情变得更糟。目前尚不清楚来访者对此理解多少，但无论他们的理解多么有限，他们都在以自己的方式将其付诸实施，而且他们克制自己，不试图催促，产生了有益和持久的效果。

正如我们前面所讨论的，尝试解决"厌食"行为会令人生畏，很大程度上是因为它对健康或生命的威胁。在下一章，我们将讨论这种威胁的另一种形式，一种比厌食症更常见的形式——即过度饮酒的问题。厌食症的影响很少超出家庭范围，与之不同的是，过度饮酒会对一般人群产生更广泛的影响。酒后驾车是最引人注目的例子之一，此外，过度饮酒也更易造成暴力犯罪。我们认为，过度饮酒很明显应被纳入处理令人生畏的问题的工作中。

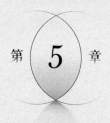

第 **5** 章

酗酒

酗酒和**酒鬼**都是充满情绪性色彩的标签，代表了一种与我们截然不同的观点。更符合我们观点的是将这种行为命名为**不受欢迎的饮酒**（*undesired drinking*），或者更准确地说是**被抱怨的饮酒**（*complained-about drinking*）。因为酗酒的问题与情绪化关联紧密，我们觉得有必要澄清，虽然我们的方法不同于最常用的模式，但是我们认识到过度饮酒确实对饮酒者的健康和生存状况带来巨大的影响，并且往往会对其他人产生灾难性的影响，我们在这本书中所做的努力并不是要淡化这种影响的严重性，而是提供改变这类问题的一种更有效、更高效的替代方法。我们并不声称有一种万无一失的方法来处理不受欢迎的饮酒行为，但本章所描述的例子说明了短程干预如何能给饮酒行为带来持久的变化。

关于饮酒的一些观念

对过度饮酒的态度总是有一种道德相关性。我们认为，这与以下事实有关：与其他大多数社会问题不同，过度饮酒是饮酒者故意让自己做出不负责任和不可预测的行为，也就是喝到酩酊大醉（当然，在新年的庆祝活动和一些形式的男性群体活动中，例如单身派对，饮酒是被允许的，尽管有些人认为在这些场合下的过度饮酒也是酗酒的一种形式）。

在几个世纪之前，过度饮酒被看作是性格上的弱点，或者是饮酒者原罪的证据，他们屈服于魔鬼的诱惑，酒也被称为"魔鬼朗姆酒"。在更近的年代中，过度饮酒被定义为一种疾病，从而帮助把酗酒者从对醉汉的传统道德谴责中解脱出来。疾病的标签暗示着受折磨的人是受害者，处于一种他并不想要的状态。这些标签制造的与生俱来的困境之一是它们暗示了相对的不可改变性：它们关注了一个人**是**什么，而不是一个人**做**了什么。

通向改变的障碍

短程心理治疗中心工作的一个核心主题是**改变**。因此，我们对那些假设了来访者及其难题的不可变性、固定性和"事情就是这样"的表达非常敏感。这些假设可能如同"他是一个……"这般简单，与"他做了……"相反。改变一个人做人的方式比改变一个人所做的事情更困难。在许多人类问题中，不可变性通常被归因于某些生物学因素，比如遗传倾向或某些无法解释的代谢异常。人类问题的医学化已经越来越流行。因此，询问来访者原生家庭或大家庭诸如自杀、抑郁、心境显著改变当然还有酗酒等问题已成为标准。这种质询所隐含的假设是，如果这些因素中的任何一个在核心家庭或大家庭中存在，那么来访者就容易出现类似的问题。相比社会、经济和文化因素，基因解释更受到青睐。

这种方式同样会模糊个人决定和行为的作用。除了赦免了人们对自己和他人产生影响的责任，它还将来访者定义为一位受害者，这种方式所隐含的全部含义是：来访者对改变困境无助、能力有限。这个观点似乎已经确立了一个不容置疑的事实，因此从一个非常不同的角度来研究过度饮酒会被认为是一种离经叛道。挑战主流观点的治疗师是在冒着被指责轻视酗酒者家庭成员痛苦的风险。

当前观点的问题是"治疗"是终身的，而且它把那些过度饮酒的人与主流社会区分开。她不单纯**有**麻烦。她的问题是决定她是谁的一个重要因素，从这个意义上讲，她**就是**一个麻烦。缓解过度饮酒行为的代价是她要围绕她的污名接受这一身份。正是这种对戒酒的严苛的附加条件和来访者必须许下的承诺，使得许多过度饮酒者不愿寻求帮助。有些人也与匿名戒酒会（alcoholic anonymous）格格不入，因为其强调在戒酒计划中，戒酒者必须接受一个等级更高的力量存在（见 Shute，1997）。

谁是有诉求者

和其他问题一样，我们将不受欢迎的饮酒看作某人的一种有诉求的**行为**。如同许多问题一样，有诉求者往往不是被抱怨的这个人——饮酒者，而是家庭成员或单位主管或社会管控机构（缓刑官、儿童保护机构人员、警察等）。当一个人准备去见治疗师时，他通常不会是自己行为的有诉求者，而是被强制来寻求治疗的；他是一个非自愿来访者。我们可以通过在初始访谈时询问来访者是什么促使他决定打电话或走进来寻求帮助，从而确定这一点。一个典型的回应是："嗯，我上个周末真的喝醉了。然后，在星期天晚上，妻子告诉我，如果我不就喝酒的事情寻求帮助，她就会去找律师和我办离婚。所以我星期一给你打电话了。"在这种情况下，我们希望见来访者的妻子，因为很明显，她是抱怨他饮酒的人，而不是他。我们需要知道她是如何试图让他改变饮酒习惯的。

尽管尝试未果的方法可以是多种多样的——寻找酒瓶然后扔掉，规劝她的丈夫参加匿名戒酒会，在他再喝一杯的时候发表批评性的言论，让他的朋友和他"讲道理"，等等，但几乎没有例外，他们向饮酒者传达的是这样的信息："你必须而且你也可以做到停止喝酒！"我们已经假设这种方式经常行不通，因为它包含的是一个"不要做"的命令，而不是一个"去做"的命令。我们的例子解释了这一表达。

"我想变成一个有掌控力的饮酒者"

考虑到目前治疗过度饮酒的流行模式，当 Judy 向我们寻求帮助，并说她希望能"正常"饮酒（即，参与可控的、社交性的、无问题的饮酒）时，我们很感兴趣。她31岁，已婚，有两个年幼的孩子。她曾经从事专业性的工作，但近年来，她的工作仅限于照顾家人和管理家事。她的丈夫George是一名商业顾问。Judy曾经找过一位治疗师来帮助她实现成为"正常"饮酒者的愿望，但一年后情况没有改变，她的治疗师就把我们的名字告诉了她。

她的第一个治疗师试图让她利用这样一个想法：关于喝酒，她总是可以选择的；比如她可以**选择**喝酒或不喝酒，就像她也可以选择在喝几杯时停下来那样。心中有了这个主题之后，治疗师让Judy计划她大概想喝几杯酒，同时也计划好戒酒的时间段。在几次短暂的戒酒期间，Judy会感觉心惊肉跳，但当"服刑"期满后，她会恢复过度饮酒，而不是遵照饮酒计划来进行。因此，尽管她的治疗师希望追求一个新颖的目标，她仍然在使用一个最常见的尝试未果的方法："你不能喝酒！"

你将会看到，Judy对这个问题做了一个相当简洁的陈述：喝酒。正如对于任何问题一样，我们都不会用标准来思考，即一个行为是否偏离了某种正常标准；相反，我们感兴趣的是来访者认为对她自身而言问题是什么。因此，我们询问诸如她喝酒的量之类的事情，不是为了确定Judy是不是一个酒鬼，而是为了找出什么是**她**认为的有问题的饮酒。她说喝酒影响了她的肝脏，干扰了她的性生活，她对孩子们越来越暴躁，这些才更接近问题的核心。当然，很多信息都可以用一个简单的问题来引出："喝酒对**你**来说怎么就成了问题？"

第一小节

治疗师在治疗第一小节中单独会见了 Judy。在这个片段中，Judy 表示她有兴趣通过学习控制来改变她的饮酒行为，而不是成为一个禁酒主义者。

治疗师： 问题是什么？

Judy： 喝酒。

治疗师： 你能多告诉我一点吗？喝酒带来什么问题？

Judy： 问题是，我猜想，我⋯⋯哦，我猜我总是想变成⋯⋯不要太严重的那种酒徒，但我总是想出门玩得开心一点，我猜想，我一直很喜欢喝酒还有外出。但这在两年前开始成为一个问题，那时我开始一个人喝酒，我觉得我每天晚上都要喝酒；大约一年前，事情到了我觉得需要帮助的地步。医生说他能看出来喝酒影响了我的肝脏。

治疗师： 他说怎么影响呢？

Judy： 他只是说我有脂肪肝。他给我验了血，说得一板一眼：

"你不是一个能够耐受酒精的人。你再也不应该喝酒了。如果你有困难，去找咨询师。"再见了您！我觉得很受伤而且很生气，并且没有戒酒。

治疗师：　当你说"我喝太多了"，有哪些特征？

Judy：　嗯，每天晚上都喝酒。每天晚上喝一瓶酒或更多。量不是问题，真的；问题是这件事影响了我的生活，影响了我和丈夫的关系。我在浪费每个夜晚。我做事没效率。我曾经喜欢做的其他事……比如阅读，现在已经不做了。

治疗师：　你说你现在饮酒的程度正在影响你的生活和健康。你能跟我说得详细点吗？它在这些方面是如何影响你的？

Judy：　当我晚上喝了太多，第二天早上肝脏就会疼。我应该再去复查，但我再也没去医院。我已经有两年月经不正常了。我也知道这让我的丈夫很烦恼。这对我们的性生活并不是很好。我觉得我对自己感觉糟糕，所以我对孩子很严厉。

治疗师：　为什么是现在？

Judy：　我最近去看望了父母，有天晚上我在那里喝了太多的酒，晚饭后我们去散步，我走路不直，身体失去了平衡，口齿有点含糊不清。以前我在那里的时候也发生过这种情况，但他们真的让我面对这件事。我告诉他们我正在努力停下来，他们说这没用。"你必须明白你再也不能喝酒了。"真的是父母对小孩说话的口气，

"这是你必须做的！"

治疗师： 由于我们在相对较短的时间内工作，如果我们能知道为了解决这个问题，你做了什么或者 George 为你做了什么努力，但没有成功或不够有效，那么就能节省大量的时间。也就是说，如果我们能从一开始就知道什么是不用再去尝试的，就能省下很多时间。所以，现在让我来和你核对一下你或其他关心这个问题的人一直在努力做的事情，有什么建议？

Judy： 是的，没错。简而言之，你总是有选择的。我的治疗师试图让我做出选择。她会说："出门但选择不喝酒。或者，如果你喝了一杯，选择是再喝一杯还是停下。"基本上，我是在选择，但是我选择了再喝一杯！我的治疗师还说我喝酒是为了帮助放松，所以她说你可以在健康食品店买花草茶，但这并没有多大作用（笑）。她还会告诉 George，要把它当成我的问题，不要当成他的问题。在我喝酒的时候，他应该离开房间或者走开，这让他很困扰。George 已经尝试了他能做到的一切办法。他很善解人意。他已经生我的气了。

治疗师： 关于让他把喝酒当成你的问题，（治疗师还说了）他应该做什么或有其他建议吗？

Judy： 她只是说他要试着忽略我在做什么。从那以后，他对待我的方式就不一样了。什么方式他都试过了，从什么都不提到和我对质。

"什么都试过了，从什么都不提到和我对质"代表了来访者的一种普遍误解，即认为**什么都不提**是一种改变，一个重大的改变。从我们的观点来看，这种行为根本就不是改变。当另一个人已经采取了一个明确的位置时（在这个案例中是"你喝得太多了"），如果什么都**不说**，可能会给人留下这样的印象，即这个人的位置并没有改变，只是被搁置了："他虽然没有说，但是他还是这么想的。在今天晚些时候或明天，他还是可能会因喝酒而责骂我。"

治疗师：　当他和你对质的时候，他会说什么？

Judy：　　嗯，通常是在早上。他会冷嘲热讽地说："你昨晚真是闪闪发光。"或者："有什么事你非得喝酒不可？你是怎么掉到这个坑里的？"就像这样。还会说："有什么是我可以做的吗？"

治疗师：　你试过用什么其他方法来停止或减少饮酒吗？

Judy：　　我真的认为我应该试着对自己感觉好些，感觉自己在掌控之中。我之前想要做的是设定1个月不喝酒，然后再坚持1个月，然后再是2个星期或者不管几天。我的目标是短期的而不是长期。我想我大概持续了一个半星期。然后我们出去了，我喝了一些酒，然后我又试着不喝，接着我坚持了几天，然后就放弃了。"你必须终止这件事，你必须终止这件事！"结果，这让我更加恐慌，然后我几乎喝了更多的酒，想着就是这次了，这将是最后一次："明天我什么也不喝了，所以今晚我想喝多少就喝多少。"你明白我的意思吗？这是我遇到的最大的问题。

在这个片段中，治疗师引出了 Judy 尝试未果的方法的特征。我们过去常常问："什么不管用？"但我们意识到，这个问题可能意味着来访者尝试过的方法中**有**管用的。

我们把临时或部分有效也包含在"不管用"的类别中，因为我们相信，如果来访者正在寻找专业帮助，这意味着无论表面上发生了什么积极的变化，这种变化都是不充分的：来访者的诉求仍然存在。来访者也会相信，他们所做的任何事情，只要能做到暂时或部分的改善，都代表着一个有用和可靠的方向，而这个理念可能会干扰他们对一个完全不同的方向的选择。因此，我们现在习惯于问："什么不管用或者不足够有用？"

我们发现，要求人们去抵抗那些他们关注的东西（酒精饮料、糖果和其他"被禁止"的甜食、街头毒品）的诱惑，结果往往反而使他们屈从于这种诱惑。我们推测，看似简单的抵制诱惑的行为很可能会失败，因为如果一个人要抵制诱惑，它就会发出"不要做"的命令；而与此同时，它会发出"去做"的命令，而这个命令是由不想要的物质本身发出的；而我们发现的一个可靠的理念是，一个人无法服从一个"不要做"的命令，除非有一个"去做"的命令替代。

因此，Nancy Reagan说的"对毒品说不"不太可能奏效，除非后面再加上一句"而对（毒品以外的东西）说是"。在"我受到诱惑"和"但我绝不能屈服"之间的抗争中，从逻辑上讲，诱惑是一个更容易遵循的命令。一个人不能停止坐着，除非被允许做其他事，不管是站着、躺着、倒在地板上，还是其他什么，作为一种**替代性**行为。

我们的同事John Frykman几年前曾在旧金山海特阿什伯里区与海洛因成瘾者工作，他在治疗来访者时采用了这一原则，并取得了令人惊讶且持久的效果。实际上，他给了他们一个在面对诱惑时可以采取的简单行动选择。首先，他生动地总结了所有之前导致来访者重新使用海洛因的因素——失业、同伴压力、知晓好朋友因过量吸食毒品去世或濒临死亡、想要寻求女朋友或其他亲近的人的安慰但他们给他免费注射一剂海洛因。然后，Frykman问来访者："如果在诱惑最强烈的时候，你对朋友说'不，谢谢'，然后转身离开，这会对你继续抵抗进一步吸食它有任何启发吗？"虽然这个提问是以一种让"瘾君子"决定他是否要克服这种"习惯"的形式表达，但在这种表达形式之中已经植入了一个对采取一种替代性行动的隐含建议，即：说"不，谢谢"，然后转身离开；如果你这样做，你就能控制诱惑。我们将Frykman治疗方法的有效性归因于他给"瘾君子"提供了一个即刻且简单的行为选择来替代向诱惑屈服。

Judy提到了另一个建议，用喝花草茶来代替喝酒。喝茶看起来可以作为一种替代行为，但这种替代行为倾向于维持来访者与诱惑的斗争，因为作为一种替代品，它可以强化对"真品"的渴求性。同时，它也不是一个可以即刻获得的选择。如果一杯或一壶花草茶在伸手可及的范围内，效果可能会更好。更好的替代选择是一些行动，例如："当你受到诱惑时，走出门外，轻快地走一走来**强健**身体而不是让身体变**虚弱**。"除了要避免框定替代品，这种替代选择聚焦于为一个人的身体做点什么，而不是仅仅逃避一种冲动。

原则上，治疗师给 Judy 丈夫的建议（让 Judy 的酗酒成为她的问题，而不是他的）可能是有用和有效的。然而，建议他离开家抵消了这种有效性，因为他的离开很大程度上会被视为一种谴责 Judy 饮酒的表达，这种方式会使她喝酒让他烦恼的想法得到维持。而且，建议他忽略她喝酒是另一种形式的"不要做"命令，"**不对质**"和"**不提及**"也是一样的。从经验上讲，我们和其他治疗师发现，尝试忽略一件不赞同的事很少奏效。无论如何，这些建议并没有阻止他出于好意的"对质"，其中包含了愤怒或修饰过的批判性评论。

Judy 自己控制饮酒的努力主要是设定她决定不喝酒的时间段，但这并没有起作用，我相信其中的原因我们已经讨论过了。同样，这些是尝试使用"不要"或"不要做"命令的不同形式，这使得挣扎一直存在，直到人们筋疲力竭，最后屈服于"去"饮酒。我们并不惊讶，这些让人耗尽精力的努力导致 Judy 喝得更多。在传统的方式中，这些建议被认为是非常合理的，饮酒者使用这一方法的失败被解释为成瘾的证据。在我们看来，尽管这些方法是"常识性的"，符合一般的逻辑，但它们仍然不知不觉地**维持**了问题的存在。

正如我们在接下来的对话中看到的，Judy 也表达了对如何解决问题的纠结。一方面，她觉得自己无法反驳别人的建议，即戒酒；另一方面，"感情上"她仍然强烈地感到她可以控制自己的酒量。因为我们并不使用传统概念把过度饮酒视为一种疾病，所以我们可以自由地考虑她想要的是否可能。

Judy： （继续先前的对话）……这是我遇到的最大的问题。

治疗师： 是没有坚持你设定的目标？

Judy： 是的。这真的是个问题。在理智上我知道靠自己来解决这个问题就是要完全戒酒，但情感上，我从来没有想要完全戒酒，因为我是一个强大的人。我一直在想："既然我能控制好生活中其他的事情，我也可以控制好这个。"我从来没有想过向自己承认我必须完全停止喝酒。

这是我们称之为来访者**位置**的一个清晰的例子。在我们看来，让来访者脱离他们试图解决问题的方式是治疗的主要任务——这不是一项容易的任务，因为他们和大多数其他人都认为他们所做的是唯一合理的事情。不妨说，如果你不介意，我们经常试图让人们脱离逻辑、理性和理智。

我们发现，以一种结合来访者看待自己和问题的方式来构建"非逻辑"的选项是很有帮助的。Judy 明确而坚定地表示，她认为自己是一个强大的人，能够控制自己和自己生活中的事情。治疗师将 Judy 的自我认识作为一个机会，为她提供一个应对她想要的饮酒度的额外选项。

治疗师： 有些在控制饮酒方面有困难的人，能够将饮酒控制在社交场合中比较合理的一个点，但做到这一点真的需要这个人**很强大**。**这是大部分的人无论如何都做不到的。**我只是说，你觉得你真的需要完全停止是因为你一直很难承认……

Judy： 是的，答案一定是那个。

治疗师： ……很难承认你不是那种**例外的人**，那种人能**完全控制**。

这里用黑体字显示的文字呼应了 Judy 自己的位置。它们把达成愿望构建成一种挑战；无论如何，敦促戒酒并没有奏效。

Judy： 是的，我想我要找的是控制自己的工具；让我觉得我不需要靠喝酒来社交、来和人们在一起。为了有掌控感我不需要喝酒。

第二小节

　　与其让 George 等着，我们觉得不如让他在我们再次见到 Judy 之前就参与治疗，这是很重要的。按照我们的习惯，我们在第二小节单独会见了他。他对这个问题的定义与 Judy 一致，我们接着问他是如何试图让她停止喝酒的。

治疗师：　如果你能就问题是什么来给我描述一下你的印象，我会很感谢。你会怎么描述它？

George：　嗯，简单地说，问题几乎和你之前说的一模一样。Judy 有以下倾向：第一，现在独自喝酒；第二，当她和别人一起（喝酒）时，总是喝得太多。我想她一旦意识到自己有问题，就会在喝酒方面给自己增加额外的压力，她就会走向另一条路，而不是减少或停下。我想主要的影响可能是这让我很生气，我试着去控制、去理解，但毫无作用。这让我心烦意乱，而且让我生气。

治疗师：　当你生气的时候，你怎么表达？你会做什么？你会说什么？诸如此类。

George：　我通常做的是说几句冷嘲热讽的话；正常情况下我不会这么做。我现在不经常这样做了。我发现对我来说，指责 Judy 一点好处也没有，尤其是当她喝酒的时候。这只会让我更加沮丧。我现在通常会去别的地方，去另一个房间坐下来看书、听音乐之类的。这开始影响我信任 Judy。在这一点上，我再也不能信任她了。我知道她会偷偷出去喝酒，所以我觉得我得一直看着她。我很担心她会一边喝酒一边开车，或者更糟的是，开车时带着孩子们。我觉得我们之间的信任度下降了不少。

治疗师： 你说过你回家的时候，你会去一个藏有瓶子的碗橱那里。这是你试过的方法之一吗？寻找被藏起来的酒瓶？你会把它们扔掉吗？还是用别的方法处理？

George： 是的。哦，是的。

在这里，George 清楚地描述了他如何试图影响 Judy 以让她停止喝酒。你也许能够看到，这种影响如何无处不在。他评论的方式和频率，甚至仅仅他的出现，就能成为她喝酒的批判性提醒者。尽管他意识到他的努力即便不算适得其反也是徒劳的。George 仍继续坚持这么做，因为他不知道他还能做什么。从本质上说，通过采取监督、控制她行为的位置，他反复向她传达的信息是"你必须停止喝酒"（我们可以说，他的努力制造了自相矛盾的"你必须忘记我反复提醒你的事情"。当然，这是一种推测，我们不能假定这种矛盾维持了问题。我们更愿意在这样的基础上继续下去：解决方案的持续性意图**无论是什么**，它都是不知不觉地维持问题的燃料。从这个意义上说，意图的"原因"是不相关的）。

在下一小节之前，我们觉得我们已经有足够的信息来聚焦于 George 的尝试未果的方法，并且我们相信这对 Judy 对饮酒如此关注起了重要作用。我们知道他非常怀疑 Judy 是否有能力变成一个有掌控力的饮酒者，而这是 Judy 一直向往的目标，所以我们考虑利用 George 的怀疑来诱使她喝酒，从而让他脱离他的尝试未果的方法。

第三小节

我们在第三次会谈中一起会见了 Judy 和 George。我们建议用一个任务来测试 Judy 控制饮酒的能力。我们陈述"测试"的目的是确定她是否真的能做这件事，或者如果测试失败，她承诺自己必须通过戒断来解决问题，而不是在两种方式之间摇摆不定。正如我们所期望的，这一构建让 George 很满意。接下来一步如下。

治疗师：　（对 George）不管你希望结果如何，在处理她的问题时，你最好不要让她能轻易做到这件事。否则，她可能完成的任何事情都是不可靠的。

因为 George 和 Judy 接受了这个任务，所以我们列出了测试的细节。Judy 每天都要以她所认为的控制饮酒的标

准来设定自己的饮酒限度。然而，为了增加难度，George
要去鼓励她喝得超出她的限度。我们告诉他可以直接说（"你
看起来可以放松一下了，来喝一杯怎么样？"），也可以含蓄
地表达。

我们让 George 以一种隐晦的方式给 Judy 增加难度，
目的是让 Judy 不再敏感地去解读 George 的那种不耐烦和不
赞同的表情是在不鼓励她喝酒，而是插入一丝怀疑，仿佛他的
表情是他在**鼓励**她喝酒的策略之一。我们认为，重要的是给她
一些方法来避免隐性地被刺激去喝超出她设定目标的酒。

我们决定做一个实验，事后看来这是一种形式的折磨，
在 Milton Erickson 和 Jay Haley 的临床工作中也曾使
用过。这个任务是，如果哪天她真的喝酒超过限定了，她和
George 就得计划在周末强制性地喝上几杯。我们对这个想
法充满希望，因为 George 将会成为强制实施者（他要把一
瓶酒倒进几个杯子里，并坚持让她把这些杯子里的酒都喝完，
一杯接一杯），而因此脱离"你必须停止喝酒"这个尝试未果
的方法。结果是，我们没有机会看到这个想法是如何起效的。

Judy: 这看起来像个游戏，George 和我都不是游戏玩家。如
果他决定要玩的话，我想我也可以参与，尽管，我
猜……你知道……我同意这个任务看起来很奇怪。好
几件事情，真的……

治疗师: 当然，偷喝酒的游戏不奇怪。（Judy 笑了）

治疗师： 你是对的，这是一个游戏，而（对 George 说）你一直在玩的游戏是尝试检查。但这是一个不同的游戏。

稍后在该小节中：

George： 是的。我绝对愿意接受任何可能带来改变的事情，任何值得一试的事情。我确定我愿意这么做。我看不出还有别的任何办法。

第四小节

在第四小节中，我们从这对夫妇那里得知，这个活动没有进行，因为他们把信号混淆了，所以就放弃了它。我们把他们的困惑构建成他们没有事先考虑解决问题可能带来的不利就试图进行尝试；我们没有指责他们放弃了这个任务，而是将他们的错误定义为对那些可能的不利的合理预警。因此，我们要求他们仔细思考并一起讨论问题消除可能带来的全部影响，尤其当问题是靠 Judy 通过控制饮酒来解决时。

提出"改进可能带来哪些不利"这个问题有几个用途。首先，来访者往往倾向于认为问题解决将完全是一件好事，而提出这个问题能使他们预见由改变，甚至是期望中的改变，导致不愉快事件发生的可能性。我们不认为一个难题会作为一种必需的功能服务于个人或家庭，但是，在某种程度上，当一件事发生改变时，它可以使人们生活中发生其他改变（例如，当一个青少年的行为变得更容易被他人接受时，这个青少年可能会增强他对家庭以外的其他人的承诺，因此减少在家庭中的参与度，这是父母没有考虑到的）。

第五小节

在第五小节中，治疗师再次与 Judy 和 George 两人会面。

治疗师：　……我对你们的想法很感兴趣。

George：　好的，我把它们都写下来了。我们想到的第一件事是，这其实也没有什么优先次序……我认为我们双方都担心，如果 Judy 停止饮酒，在某种程度上，我们的社交生活可能会受到限制，因为我们的社交生活往往或多或少都跟酒有关……我们担心我们可能不太会去社交……或者社交活动可能变得没那么有趣之类的……这是我们列出的一种可能性。你让我们列出所有我们能想到的，我们在想，也许，我们俩都不喜欢我监视 Judy 的这个角色，而 Judy 是那个被监督的人。但假如 Judy 戒酒或控制喝酒了，问题解决了，我们就不再拥有在过去几年里我们一直练习扮演的角色了……

不利的是我们两个都很适应这些角色；现在我们可能不得不假设没有角色或扮演不同的角色。

另一个是，当我们一起喝酒的时候，当我们两个人一起喝酒的时候，无论出于什么原因，我们都能更好地交流；四杯马提尼、一两杯红酒下肚，我们会从日常生活中的壳里出来。我们担心如果一个人停止，可能会产生沟通障碍，我们就都不会从壳里出来了，我们可能坐在那里一晚上一言不发。

还有一个我们想到的是，我可能，我想我担心如果Judy 戒酒或者控制了喝酒，我将不得不以另一种方式照顾她。对我来说，让 Judy 喝酒、不必担心她喝酒，比必须持续地照顾她、持续提防容易很多。

治疗师：　我没太听懂这句话，George。

George：　假如她要戒酒，对我来说不利之处在于，她过去每次这样做时，我都在想："她现在有没有在喝酒？她在聚会上偷偷喝酒吗？"她说她会控制，我就立刻会开始一直监视她，这让她很抓狂。它也让我很抓狂。过去的情况是她一旦戒酒，她就很有可能心情不好；她的情绪一般都不错，但我认为，只要她戒酒，她的情绪就毫无疑问会变糟。这种情况会持续 24 小时、24 天还是 24 个月，我不知道。但这就是我们的经验。

治疗师：　（接听从观察室打来的电话）是的，John Weakland 说有一个相反的问题，嗯，可能是个难题……如果你觉得她**没有在**滥用（酒精）。你可能因此不得不在讨论时比以前更合理地接受她的观点，这对你来说可能是个问题。

在这个小节的稍后过程中，治疗师向 Judy 和 George 提到了团队的猜测，特别是，如果 Judy 控制了饮酒，解决了过度饮酒的问题，"艰难地达成"，那么，这可能会打破夫妻之间多年来建立起来的这种"上下级式"的平衡关系——她目前的饮酒行为是出于善意的"救援行动"，以拯救这种平衡关系（从这句评论来看，好像我们遵从着这样一个理念，即问题扮演了一个所需要的功能。然而，这个想法需要通过询问"Judy 饮酒的改变可能会引起什么"来确认其是否正确）。

Judy： 事实上，我一直对你为什么想见我们俩很感兴趣，因为这是我的问题，而不是 George 的问题。他为什么要停下工作来这里？我认为自从我们开始以来，你已经跟我说了一些我一直试图去理解的事情。我上周去喝了杯咖啡，他们正在谈论一个"由内而外瘦"的减肥计划，他们的一个前提是你要把自己放在"我现在超重了"这样的位置上，而它好像在某种程度上主宰了你的生活。喝酒和减肥的事一直萦绕在我的脑海里。

本次小节结束时，我们建议双方都考虑改变这个问题会带来的影响，以及是否要寻求解决办法。

第六到九小节

我们以为 George 和 Judy 会想要继续之前已经规划的实验，但是在接下来的治疗中，Judy 给了我们一个惊喜：她怀孕了！她经期的停止不是由于代谢紊乱，至少不是病理原因，而是更自然的原因。咨询了她的产科医生后，我们决定放弃实验，因为任何酒精摄入量的增加都会进一步危害胎儿的健康。

我们仍然认为 George 在这一问题中扮演了策略性的角色，所以我们约他在下一会谈中会面（第七小节）。我们并不是在这种情况下才决定把重点放在 George 的参与上而不是 Judy 上。我们感觉到在改变 Judy 的饮酒行为的努力方面，George 是更积极的参与者，因此他在干预他们的恶性循环方面有最好的杠杆。

因为我们在第七、第八和第九小节中单独会见了 George，我们直接提到了他扮演监视器这个角色的反作用。我们总结了他这么做的几种不同方式，以及这样做如何减轻了 Judy 对喝酒所负的责任，暗示了这个问题其实属于他。他同意并表示他将努力摆脱这个角色。然而，我们不确定他对停止监视她饮酒的重要性这个问题的理解程度，也不知道他会如何坚持去执行。

George: 她还是比我们刚来的时候控制得更好了。她两星期以前就控制得不那么好了；情况是当她每天选择一个目标并坚持时，她的控制能力就会大大提高。这并不是说她几乎每天都能达到最佳状态。这周有一个晚上，她明显喝多了。除此之外，整个一月她都很成功，但不如两周前那么好……在那之前，她的酒量一直很受控。直到那天我们去参加圣诞晚会，她才喝多了点。

治疗师: 你说她的酒兴在整个十二月明显下降了。我在想，在那段时间里，你是不是脱离了以前处理这件事的方式。

George: 哦，是的！绝对的。

治疗师: 他（一个团队观察员）说你评论在过去的两周，虽然Judy控制得很好，但是没有前两周那么好，这让你很紧张。他在想，在你紧张的时候，你是不是又有点回到了老样子。

George: 是的。

治疗师: 好吧……

George: ……是的，这是我试图避免的事情，但对我来说很难避免。现在最糟糕的情况已经完全不像以前了……出现得少得多……与过去相比，改善的时间更长了……所以这肯定是一个进步。

治疗师和治疗小组认为，在这个治疗中最具策略性的要素是改变 George 对 Judy 饮酒的处理方式，主要是让他脱离一贯的"监视器"的位置。回想起来，我们发现我们低估了他。我们原计划在第九小节与他见面，因为我们觉得他还不清楚他应对 Judy 饮酒行为的方式在她的饮酒行为中起到了怎样的策略性作用。但在会面一开始，他就告诉我们，他已经很清楚地"知道了"，在之前她控制饮酒的那一个月里他就知道了。这意味着她的改善发生在发现自己怀孕之前。这几乎是一个偶然的实验，当她在圣诞晚会上喝醉后，他惊慌失措，又回到了他以前的"监视器"的位置，然后她对饮酒的控制就变差了，至少是暂时性的，尽管当时她已经知道自己怀孕了。

我们觉得他对这个过程有了足够清晰的理解。我们希望，在了解了他的角色以及他如何退后一步之后，George 能够保持更一致的回应。我们的 10 次疗程还剩下 1 次，我们和 George 一致同意，与其现在就用掉，不如等到他和 Judy 感到需要的时候再用。

随访

按照我们对所有来访者的惯例，我们进行了一次 3 个月后的随访评估。关于他们对她饮酒的担心，Judy 说已经减少了。George 补充说："问题似乎已经在相当程度上减轻。"George已经放弃了他的"监视器"位置，他使用了"在很大程度上"这个限定词。作为退后一步的例子，他说以前他会数她喝了多少杯酒，他也会监视酒柜。他现在很少这样做了。没有新的问题，他们任何一方也没有进一步治疗的打算。

我们还进行了一次一年后的随访。在那次随访中，Judy对她饮酒的担忧进一步减少，她将此归因于她有了一个宝宝。

George的报告仍然有些模棱两可。一方面，他表示担心她偶尔还会偷偷喝酒，还会喝醉，但他认为，这种情况不像过去那样严重，也不像过去那样频繁。总的来说，他觉得她做得更好了。当被问及他减少监视她喝酒的事情时，他说他"减少了一些，但不是全部，没有应该的那么多，我觉得"。他猜减少了大约60%。没有新的问题，他们也没有寻求进一步治疗。

因为看起来似乎George对避免当"监视器"的坚持比较弱，我们问他是否要用他预存的最后一小节治疗。他说他觉得没有必要。更好的做法可能是我们只是简单地邀请他来，说这样他和我们就有机会看到是什么导致了"下滑"，并决定如何更好地处理这种情况。

我们倾向于避免邀请来访者来，尤其是当他们没有主动要求治疗时或者抵抗治疗时（如同这个案例一样）。我们要避免将任何进一步的治疗暗中构建成是为了我们的利益，而不是来访者的利益——不然就是我们"有"问题了。George

说他觉得没有必要，但如果事情变得不稳定，他会利用这一小节治疗。

．　．　．

因为这主要是短程心理治疗中心的一个临床研究项目，而不是一个服务项目，因此我们与 Judy 和 George 的经历中有很多特征让我们感兴趣。其中，最主要的特征是使 George 改变他处理 Judy 饮酒的惯常方式这一策略性影响，即他的尝试未果的方法。虽然 Judy 也抱怨自己酗酒，但 George 对这个问题的影响力度更强。其次，如果改变不是以量化的形式被描述的（"不那么频繁""比以前更好"），那么我们会更确信这一策略是持续成功的。与此相关，George 尝试未果的方法的改变也是量化的（"我比以前更少这么去做了""60%"）。

来访者明确脱离尝试未果的方法的表现通常伴随着一个新的行为。我们的工作原则是，一个人要停止某种行为，就不得不用其他行为来代替，这种其他行为的选项在我们看来最好是性质上有所不同的行为。如果我们的研究设计没有仅限十个小节的规定，我们很可能会延长治疗，目的是给 George "增强注射剂量"，力图让他更明确地脱离他的传统尝试，而往**鼓励** Judy 喝酒的方向尝试。

正如我们本章开头所说的那样，我们呈现这个案例不是为了将它用作一个简单解决酗酒问题的处方，而是为了表明重大的改变**可以**发生在相对短的时间里，而且没有戒断的必要。我们认为这项工作是对这类棘手问题进行进一步研究的开始（见 Shute，1997）。我们还认为，下一步研究应将治疗师的经验和观点与其他社会科学家的结合起来，比如人类学家和社会学家的。例如，将饮酒作为一种社交会面的开场是如何变成一种习惯的（比如，在家中向客人提议先喝一杯，或把咖啡馆和酒吧设立为社交中心）？这在不同的文化中有何不同？这些不同是否反映在过度饮酒的发生率上？

· · · ·

到目前为止，我们在这本书中看到的案例都有一个共同点，即许多治疗师认为这些问题是严重的或令人生畏的，因为这些问题可能产生灾难性的后果，也因为他们抗拒心理疗愈性的改变。用短程方法处理这些案例，通常，说得好听点，被认为是天真的。

接下来三章的案例不同之处在于，这些问题通常很少或根本不构成导致重大灾难的潜在风险。我们之所以把它们纳入本书，是因为这些问题的特征对来访者的生活会造成严重影响。他们的"症状"在经济层面和社交层面上支配着个人的日常生活，并塑造和维持着人际关系。这些因素往往使这些问题让治疗师感到畏惧。在第一个案例中，来访者的生活变成了没有方向和意义的沼泽：心理上，他被几乎连续不断的强迫行为所淹没，进行各种仪式并造成严重后果；身体上，他所处的环境是一个被各种无意义的纸张堆满的家。在第二个案例中，来访者曾挣扎于滥用毒品、因此入狱以及婚姻突然破裂等问题中。在接踵而至的重创之下，她成了一个隐士，几乎不出家门，每周有四天时间在睡觉，靠微薄的社会福利勉强度日。在传统的疾病分类学上，她可能被诊断为抑郁、惊恐，甚至精神分裂，并伴有潜在的人格障碍。在最后一个案例中，一名年轻女子强迫性地损坏了自己的容貌，严重威胁了她的职业生涯、私人交往和健康。

虽然这些案例中的每一个都与前面的性质不同，然而它们都是个人生存能力缓慢退化而导致灾难性问题的例子。这类问题对心理治疗师来说也是令人生畏的。因此，我们觉得这些案例适合用来说明通过短程问题解决疗法实现持久改变的可能性。

第 **6** 章

失能的问题:
强迫行为

我们呈现这类问题，不是因为它有如同我们已经治疗过的其他问题那样的灾难性影响，而是因为它可能会在来访者的生活中导致失能效应，也因为许多治疗师不相信自己具备处理这类问题的专业能力。许多治疗师经常以将"强迫症"个案转介给精神科医生进行药物治疗而结束治疗。

在我们看来，在很大程度上，问题就是来访者不想要的行为，因此我们认为应对这些行为比应对一个标签更重要。诊断标签也会使治疗师气馁，并让治疗带有一种隐含的悲观情绪。OCD（obsessive-compulsive disorder，强迫症）是时下流行的首字母缩略词。

Kirk

Kirk 是一名 35 岁未婚的生物学家，因为在进行专业写作这件事上有相当大的困难而寻求帮助。

第一小节

治疗师以我们通常的提问开始会谈小节。

治疗师： 遇到什么问题了？什么烦恼让你今天来到这里？

Kirk： 我已经辞掉了教书的工作。我是故意失业的，这样我就可以为科学期刊写一些我的科学性思考了，这需要我独自去图书馆做研究。这些文章也是针对普通大众的。我想当自己的老板，我想写作，但我被其他事情分散了注意力。我会阅读《自然俱乐部简报》或新闻报纸；我会去慢跑，那大概花费1小时15分钟；我还会和别人电话聊天；也许读垃圾邮件，但也不完全是垃圾邮件——有些是有趣的垃圾邮件，比如杂志之类的。我可以告诉自己我是在工作，但其实我是在偷懒或读垃圾邮件。我似乎需要做一些与目标几乎没有关系甚至根本没有关系的事情。我有点自欺欺人。

治疗师： 你的目标一直是做研究？

Kirk： 还有写作，没错，撰写研究报告。我用完了时间，一整天过去了，然后发誓不再做同样的事情，然而第二天又发生了。我真的有纠缠在细节之中的倾向。阅读时，我会说"很好"，然后读句子中的第一个单词。比如，如果第一个单词是"这个"，我会说："很好，这个，很好，这个。"读整个句子之前，我要这样重复好几次。阅读时还有一些其他的类似的事情，这只是一个例子。

或者说，我觉得必须这么做才能感觉舒服；如果不这样做，我会感到不舒服。

治疗师： 说"很好"这个词让你感觉舒服？

Kirk： 这只是我编的一个词。如果我去关门，我会推三次以确保门关上了，即便我知道它已经关上了。如果我不深入了解周围设施的细节，我会感到不舒服。如果有邮件寄给我，我觉得我必须读它，即使我知道这是在浪费时间。

　　这是一个很好的例子，可用以说明不用标签（即"强迫症"）进行处理的优势。取而代之的是专注于"遇到什么问题了"。如果我们能早点问他，像我们通常会做的那样："这**如何**对你来说是个问题？"他就会谈到他最热切的想要继续研究和写作的愿望，以及他未能做到这一点。在那种情况下，他对自己强迫思维和强迫行为的论述就会成为问题的一种**解释**，而不是问题本身。如果写作或其他某些存在风险的活动对他来说不重要，那么他的仪式对他来说可能就不成问题了。

　　随着时间的推移，我们意识到许多人会把"问题是什么"这个问题理解为我们在询问他们正在与之抗争的麻烦的根本原因或解释。现在我们更常问："遇到什么问题了，换句话说，你遇到了什么烦恼让你来到了治疗室？"因为这澄清了我们正在询问的对象。向来访者询问一件听起来不幸的事情**如何**对他们来说成为了一个问题，通常可以揭示或澄清他们到底在烦恼些什么。有时，它将为解决问题提供一个新的选择，这个问题常因注意力集中在事态本身而变得模糊不清了。

我们的同事 John Weakland 采访过一位女性，她说她的问题是最近她发现自己的丈夫几乎每天都和一个女邻居有染，而不是像她想像的那样去上班。当 Weakland 问她，这对她来说如何成为了一个问题时，她说家里的经济状况糟透了，而她丈夫的收入与他工作的时间成正比："他把赚钱的时间浪费在了拐角的那个荡妇身上！"在进一步的询问中，她确认这才是她担心的问题，而不是他的风流韵事本身："如果不是因为钱，他想把时间浪费在和她在一起上，我也无所谓。我有更好的事情要做。"这一澄清为问题解决提供了更多选择，超出了让她丈夫停止婚外情这一项。例如，她可以跟他达成"协议"来平衡工作与见另一个女人的时间："如果周三和周末和她在一起怎么样？"

这种聚焦化也反映了基于诉求模式和正常标准模式之间的差异。诊断是与反映正常和异常概念的模型一致的，因此，这些模型有可能扩大了治疗的参数，从而使治疗期延长。基于诉求的模式不包含这种观点，而是将治疗的基础建立在特定个体不希望出现的行为上，并且不评判这种诉求是否合理。因此，任何可能被认为是异常的都被视为不相关的，这是使治疗更短程的一个重要因素。

治疗师：　你把自己定义为强迫症，这和你现在不能专注于你需要做的阅读和写作有什么关联呢？

Kirk：　首先，我花在阅读上的时间比应该花的时间要长得多，因为我在阅读时有这些习惯，就像我刚才描述的那样，或者我重复读一个段落以确保我读懂了。这拖慢了我的工作。我想通过这个治疗项目来解决这个问题。但是，也不是说我被细节绑住了，这是我强迫的一部分。我有一种强迫性的需要去读那些我并不真正需要读的东西。如果它们有点意思，如果它是寄给我的，上面有我的名字，我就觉得有义务去读它。或者，如果报纸上有什么相关的东西，我就不得不花点时间。当我慢跑时，我不能只跑 45 分钟，我必须跑 1 小时 15 分钟。

治疗师：　你说这种情况已经持续一段时间了。在你最大的努力下，你尝试过什么来改变这种情况？我们对那些没有起作用的特别感兴趣。

Kirk：　我见过很多治疗师，他们在其他方面帮到了我，但是这方面却没有效果。

治疗师：　试着坐下来阅读和写作？

Kirk：　是的。它一点用也没有。我做了很多希望能有所帮助的事情。我试过超觉冥想之类的；我试过催眠，但并没有真正上心；读像 Laken 写的《控制你的时间和生活》这样的书；制订时间表和每日待办事项清单，这在一定程度上是有效的。我认为没有成功的原因是我没有真正去实施。截止日期和时间表，我没有全力以赴，尽管它开始有点用。

当一个来访者说某件事开始奏效了，或者部分奏效了，但他没有继续下去，你可能会认为这反映出他缺乏努力。更进一步的假设通常是，来访者并不是真的想要解决所陈述的问题——这个问题含有某种隐藏的议程，或者这个问题对个人或家庭来说具有某种被需要的功能。

我们倾向于以下假设：尽管这个计划看起来很合理，但它对那个特定的来访者来说根本不起作用，相反，它可能是他尝试未果的方法的一部分。一般情况下，我们需要警觉那些仅仅在形式上参与治疗的来访者，但这种情况往往有明确的信息。例如，来访者会表示参加治疗并不是他的主意，而是别人的主意，如配偶或社会管控机构的主意；来访者也会对寻求信息的问题给出最少的回答，很多问题的回答都是"我不知道"或"我忘记了"。

当我们问一些来访者他们做了哪些尝试来克服他们的问题时，他们会说他们接受了心理治疗。通常（如第 5 章中的情况），我们会继续询问来访者，关于他们的问题治疗师做了什么或提出了什么建议。这会为我们了解尝试未果的方法提供更全面、清晰的图景。这个案例中，治疗师未能做这一步。

治疗师： 所以，你做的跟常人不一样，你把太多的事情列在你的清单上，这样你就不可能把所有的事情都做完？

Kirk: 有一点。它帮助我更加专注。但即便是那样（笑），我倾向于把垃圾邮件列在生物学之前。或者，我可能会把生物学放上去，但不去碰它。我毕业之后只写过一篇论文，而我的很多想法都非常有创意，因此我感到很沮丧。我觉得一部分的我不想写论文，有一部分的我很想写，而另一部分的我似乎对写作非常抗拒。

治疗师: 所以你尝试了不同的治疗方法，还列了清单。还有别的吗？

Kirk: 有时候，我认为有点帮助的是记住我是会死的，我的时间是有限的。这似乎让我有点进展。人们也认为我在研究生期间工作很有成效，当我不得不做的时候，情况会变得好点。这是千真万确的。当不得不做的时候，我还是强迫的，但我能设法做到。

治疗师: 如果我在你的房子里录像，我能看到什么？

Kirk: 我会去一个水库，带上可以做的一些工作。我会慢跑1小时15分钟，然后走到车里，拿起一袋信件或报纸，走到一个美丽的自然景点，只是读一堆垃圾信件或报纸，甚至可能是一本无关主题的书。主要是信件。

我会读上三四个小时；我会完全忘记我的目标，回家吃一顿很久很久的晚餐，看电视，不是那种强迫式的电视节目，诸如 NOVA 或科学、自然节目，然后读更多垃圾信件，跟女朋友聊天，刷牙或者小便，然后感到不满意，要确保这是一个完整的排尿，需要花 5 分钟。一整天都忘记了我的目标，然后，在一天结束的时候，惩罚自己或提醒自己或者发誓，明天要不一样。

治疗师：　不去做研究和写作似乎至少由两类事情组成：一类是你强迫自己做的事情比如读垃圾邮件；另一类是你喜欢做的，相较于研究你更愿意做的其他事情。

关于尝试未果的方法，治疗师已获得了足够的信息：主要是一项强制令"我必须回去工作"。它有很多不同的表达方式，但它们都是这个主题的变体：设定最后期限，制订时间表，制订待办事项清单，从冥想和催眠中寻找灵感，并承诺"明天会不一样"。朋友们也提出了类似的建议："你读研究生的时候，你做到了。当需要完成的时候，你就可以做到！"

有了这样的想法，治疗师将来访者的活动构建为把时间花在他**想要做**的事情上和他需要做的事情之间的冲突。在 Kirk 这样的问题中，不管任务有多重要，它通常都是冗长或艰难的，不招人喜欢，类似于支付账单、回信、学习和打扫房间等更常见的任务。根据我们的经验，通常，任务中令人讨厌的这一面正是很多人的障碍。

Kirk 的尝试未果的方法相当常见。来访者试图通过推动自己来克服障碍，同时"等待灵感"来对付工作，试图让自己有**想要**做这件事的感觉（作者之一 R. F.，有一次他问一位当电视编剧的朋友，他是如何找到灵感一周又一周地写出成功的剧本的。他的朋友说："这与灵感无关。每天早晨，我把自己从早餐桌拽到打字机前坐下。这是最难的部分。一旦我坐下来，除了开始写作就没有别的事可做了。如果你有才能，你就能写出好剧本。如果你没有天赋，你应该离开这个领域。令人惊奇的是，尽管在接下来的一天里，我写了很多东西，而且几乎没有扔掉一页，到了第二天早上，我仍然一样需要挣扎着走到打字机前。你知道吗？我认为所谓的'作家的障碍'，是指作家在应对最初的那堵墙——走到打字机前坐下——时失败了。"）。

第二到第七小节

接下来的治疗策略是，采取替代性抑制来阻止 Kirk 的尝试未果的方法，即明确阻碍他从事研究的努力。

治疗师谨记敦促或鼓励 Kirk 努力去从事研究是危险的，因为这样做只会适得其反地强化 Kirk 已经尝试过且失败了的事情。避免这种错误最简单的方法就是采取抑制的姿态。因此，在第二次治疗中，治疗师建议，"从事研究"可能存在一些不利因素，在制订任何计划试图以不同的方式来解决这一问题之前，应该先探讨这些不利因素。

在第三次治疗后，当 Kirk 表现出不耐烦和急于解决问题时，治疗师做出了一个"让步"。Kirk 将"被允许"做一些工作，但只能以一种非常慢的节奏。具体来说，治疗师告诉 Kirk，他应该在平时工作的地方坐下来，记下他坐下的时间，在**不超过半小时**后，他就可以站起来，之后一整天都**不许碰**工作。另外，他每周**只能**这样做两次。

在第四小节中，Kirk 说他在遵照安排，但找到了"作弊"的方法，在半小时的限制之外做更多的工作。治疗师对他进展太快表示了担忧，并表示放慢工作速度很重要。Kirk 问是否可以再延长 10～15 分钟。治疗师坚定地表示，半小时的限制应当保持，并将下一次治疗安排在 3 周后。

到了第五小节，Kirk 报告说，他在这三周里每天工作半个小时。他补充说，他发现很难停下来，但还是做到了半个小时的限制。他读了很多书，也写了一些东西。这促使治疗师提醒他改善的不利因素。

在第七小节中，Kirk 表示，他发现保持阅读和写作的节奏容易些了，而且他能更有效地利用时间："因为这更像是一种习惯。"治疗师再次提醒他应该慢慢地改善。

随访

在最后一小节后的 3 个月随访中，Kirk 说他不再那么关注自己的工作效率。他继续每天做半个小时的研究工作。

在第二次随访中我们了解到，也就是最后一次治疗的 1 年后，Kirk 的改变继续保持，他在继续写作并已发表一篇论文。

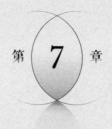

第 **7** 章

多重问题

当面对一位表现出多重问题的来访者时，治疗师可能会感到气馁，这些问题看起来都很严重，而且是"慢性的"。如果来访者在社会、经济方面处于不利地位，治疗师可能会感到更悲观。当下的心理疗法仍然反映了以领悟为导向的传统模型。要领悟性地工作，就要求来访者擅于语言表达并习惯处理抽象概念。因为心理治疗一直是并且在某种程度上仍然是冗长的，因此也要求来访者能够负担相当昂贵的冒险活动。几乎没有受过教育的"穷人"一直被视为不合适做心理治疗。这种不合适一直被归因于来访者的局限，而不是心理治疗方法的局限。

你可能很熟悉"多重问题的家庭"这个标签。这个标签意味着这样的家庭在某种程度上与家庭中有一个或多个家庭成员仅有一个问题是不同的。这种不同暗示着，这种家庭成员受限于他们的智力和动机资源，不知怎的就陷入了功能障碍的纷扰中，一片混乱。在我们看来，无论是与家庭还是个人打交道，情况都是一样的；更准确地说，来访者都不止有一个问题。

我们相信，追踪对个人最具破坏性的一个问题，将减轻她的极大痛苦；与此同时，将增加她改善另一个问题的潜力。治疗师必须抵制诱惑，不去为来访者决定应当先"解决"哪个问题。来访者的价值观和优先次序在我们看来是最重要的。

June

这个案例展示了聚焦**主要**问题的效用，同时使大家看清楚在贴心理学标签时十分常见的悲观性术语。我们选择呈现这个案例有两个原因。首先，来访者表达了多重诉求，这些诉求让她长期处于社交孤立和贫穷的状态：抑郁、恐惧，以及先前的药物滥用史。最近几年里她进过监狱。对许多治疗师来说，这幅图景令人沮丧。其次，在这个案例中，治疗师不在此书的作者名单里，当时她是短程心理治疗中心的新成员之一。至少可以这样说，这个案例对她来说是个挑战［和所有在该中心会见的来访者一样，同事可能会在会谈中打电话进去，向治疗师提出评论或问题；在下面的对话中，电话都标注了"短程治疗中心团队（BTC团队）"的标签］。

第一小节

June是一位53岁的失业妇女，与丈夫分居多年。她和她30岁的女儿住在女儿的房子里。June靠卖手工艺品勉强度日，但你会看到，这对她来说也成了问题。

治疗师：	今天，是什么困难、什么问题把你带来这里？
June：	（长时间停顿）一堆事。我很抑郁，我有强烈的恐惧。我真的必须控制住自己。我真的要保持清醒，因为事情正变得让人不堪重负。就像我的信件，我不敢打开我的信件，我失业了，我没有钱。
治疗师：	那么，你的信件里可能有账单？你是指这个吗？
June：	对！对！我对任何应该处理的事情都感到非常害怕。
治疗师：	这些恐惧听起来很合理。

这条评论是正常化的一个例子，也就是说，将来访者的经历（尽管不受欢迎）构建为仍在人类正常反应范围之内。这是一种含蓄的表达方式："好吧，你有那些恐惧，但是你有恐惧并没有错。"正常化能让来访者产生一种处理烦恼的希望感，反过来，也能允许她减少一直使用的尝试未果的方法的强度。

June：	它们让人不堪重负，比如强烈的焦虑。在我去看信件之前，我必须准备两个星期，因为我只能让自己做到一个月看一次。这是一个例子……我之前的咨询经历是积极的，所以我对准时来咨询没有恐惧、焦虑等。我尽量准时来，因为我的功能很不正常。我要花很多

时间去做事。

治疗师：　那么，你今天是怎么过来的？

　　仅通过提出这个问题，治疗师暗示，尽管来访者认为自己功能很不正常，但无论如何她能够克服它，有能力采取行动，这是另一个使用暗示将乐观主义植入来访者的例子。

June：　因为我是提前想好的。我不能只做我以前做的事情。我必须让我的头脑准备好去做这些事情，这样我就不会在某些事情上感到恐惧。

治疗师：　那你是怎么准备你的头脑的呢？

June：　尽可能想清楚，让事情变得尽可能简单。我会耗时间。我会耗时间的原因是我在监狱里待了一年。你要学会熬日子！

治疗师：　你是因为什么进了监狱？

June：　卖大麻。我知道我要花很长的时间才能重新振作起来，而我的丈夫却无法坚持下去帮我度过那段时间。他走了。我告诉他我们能做些什么。他什么也没说。我们上床睡觉，他背对着我。我说我要开车出去一趟，很快就会回来。

　　　　当我回来的时候，他不在那里，我再也没有见过他。那是 5 年前的事了。我在监狱里自学了电脑。我利用了这个机会。我那时花了很多时间在电脑上，但我现在没有。我出狱后确实有一份做了 3 年的工作，但现在我失业了，我不知道如何或在哪里能找到出路。

已经 7 年了，我已经失去了信心。我一直在迁就别人的情绪，但我不确定我能迁就到什么时候，所以我感到害怕，不能问别人出了什么问题；这让我很不舒服。在我们分手之前，我就是这样失业的。

BTC 团队： 工作的顺序首先是识别问题。她一开始说她有严重的恐惧、抑郁，现在又说到监狱、工作、她的丈夫。因为重要的是专注于我们在这里接下来要做的工作，那么她一开始说她有恐惧，这是主要问题吗？

治疗师： 我们想找出你现在有什么烦恼想要解决。

June： 害怕找工作。如果我能得到一些东西，那么我就会感到安全，我想我的恐惧就会消失。我正处在人生改变的另一个阶段。我已经走完了四个阶段了，但现在我又有了一个，我觉得我可以走任何一条路。到底……我该怎么办？

治疗师： 这是从什么到什么的改变？

事后看来，治疗师如果能接着询问来访者提到的实际事项会更好，还有她对找工作的恐惧。相反，她把话题转到了"我生活中的改变"这一较抽象的领域。不过，这是一个不错的例子，表明要获得有关来访者问题的清晰表述有多么困难。在这里，June 陈述了她的问题，但立即用一些引人注意但不太相关的事件把问题遮住了。

| June： | ……让我变成我想要的样子。我可以做成一些事情，而且精神完全健康。 |

June：   ……让我变成我想要的样子。我可以做成一些事情，而且精神完全健康。

治疗师： 你提到了恐惧，尤其是对改变的恐惧……

June：   但是你看，我花了 6 个月的时间才意识到我在应对焦虑。我以前都不知道怎么识别它。

治疗师： 你认为那是主要的问题吗？

June：   是的，是的。

治疗师： 所以，如果我没理解错的话，主要的问题似乎是你的焦虑。

June：   是的。

治疗师： 不同的人的焦虑是不同的，我在试着理解焦虑对你而言是什么样的体验。那么，让我问问你，这种焦虑对你而言如何成了一个问题？

    情绪，例如焦虑，是抽象概念。对来访者来说，改变情绪比改变情绪造成的实际的、具体的影响更加困难。在这里，治疗师试图将"焦虑"的模糊性转化为更切实可行的具体因素。

June：   我不得不去做的事情，比如说，来这儿之前要做的准备。我很焦虑。去拿我的信件。我的胃，我动弹不了，恐惧，颤抖，不在思考或想不清楚，不能把一切都变成消极的。每件事都伴随着我所谓的焦虑。

治疗师：　那么……你主要害怕的是什么？

June：　人。

治疗师：　你能给我举个例子吗？

June：　我曾被人伤害过。我不相信别人。我不想让自己出门。如果不是非得这样，我干嘛要经历那些痛苦！（哭泣）

治疗师：　然后你做了什么？

June：　我做了我现在正在做的，努力做到来见你，这样就没人能伤害我了。我不想见人。我想知道如何在不给生活带来任何麻烦的情况下继续生活。我可以选择任何一条路，此时此刻。我也可以出去到街上去推车兜售。仅仅依靠我现有的，我是活不下去的。

所以我有一个选择：要么我可以出去推车，要么我可以出去，去为"我要变得开心"而奋斗，去赚钱，保证自己的安全。但是我不知道该怎么做。我还没准备好。我有很多准备工作要做。

治疗师：　根据你的估计，你需要准备些什么呢？

June：　处理焦虑，我对人的恐惧。我有点卡在那里了。即便我也知道，你走到外面，拿份报纸，浏览一下，把就业的内容剪下来，跟着面试流程走。我心里明白，但就是做不到逼自己去做。我对我的生活不太开心。

治疗师：　你是说你想找份工作，但不知道该怎么做？

June：　我不知道，我是在说我需要找份工作。我需要精神上的安全感。可能不是一份固定的工作。如果我出门，我总要找一个目的，比如去见见人。积极的事情会来找我。我现在有些消极。我不喜欢这样，但我不知道如何让自己回到积极的一面。我的激情没了。（继续哭泣）

治疗师：　当你经历过艰辛，要再提起生活的劲头一定非常不容易。

June：　我的丈夫患了多发性硬化症，我做了我该做的。我是个心血来潮的人。需要我的时候我会站出来！

治疗师：　这种负面情绪有多久了？

June：　自从我出狱后，7年前。我有一个计划，用我自己的营业执照来赚钱，若任何人想要推荐信，他们可以去问问其他商贩。但我需要有服装才能做这个，我需要有足够的精力去做这件事。我的身体也有问题。我的身体变胖了，我的头发因为压力快掉光了……

BTC团队：　那么，我们是否清楚，她的最主要问题是她没有办法谋生？她提到了一些谋生上的障碍：没有信心打电话请别人推荐她，没有合适的服装。是这些事情阻止了她，还是有其他的事情？

治疗师：　我的同事说你提到了在谋生方面的一些障碍：没有信心打电话请别人推荐你，没有合适的服装。那些事情会阻止你吗？

June：　是的。

治疗师：　我们不太清楚你认为主要的障碍是什么。

June：　　　让自己动起来，有力量走出去。

治疗师：　　通常当一个人有问题时，即使它由很多因素构成，他也必须从某个地方开始。对吧？

June：　　　是的。

June 和治疗师以一种循环模式继续着：治疗师一直在追问具体和主要阻止 June 找工作的是什么，而 June 则用抽象概念和概括化来回答。这个模式的主题是：是什么阻止你找工作—我很害怕—告诉我更多关于你害怕的事。这就是我们所说的"治疗师工作太努力"的一个例子。正如对话所呈现的那样，治疗师提出一个问题以澄清难题，但来访者绕开问题，还添加了更多模糊的资料，而治疗师对这些模糊的资料追着不放。在这种情况下，观察者们最终打电话进去提出一个不同的思路，一个明显阻拦"走出去"的建议。在这个案例中，团队有效地打破了这个毫无成效的循环，但是你可以独自完成它，通常是当你认识到你工作得太努力而且毫无进展时。这一认识可以使得从另一个视角或者思路进行工作变得更容易些。

治疗师：　　我的一个同事打来电话，因为你说你需要摆脱恐惧和焦虑，但如果你仍然没有服装穿，还把所有的精力都花在维持生计上，那摆脱恐惧和焦虑又有什么用呢？

June：　　　他是对的！这也是我的问题！这就是我来这里的原因（大笑），因为这让你有力量去开始。

治疗师：	但是如果没有服装你怎么开始呢？
June：	我可能会从我现有的开始，看看我能做些什么！
治疗师：	那么，服装是你给自己找的一个借口吗？
June：	这不过就是我得去应付的一个障碍。我只是不想出去和这个系统打交道。
治疗师：	所以，行动起来可能意味着你必须去应付那个系统，但你不想那样做？
June：	如果我足够强大，我就可以踢它一脚！走出去，找到属于我的地方。带着消极情绪，我哪儿也不去。
治疗师：	我们现在必须停下来了，但因为这是一个非常艰难的情况，我们希望你想一想，在改变这种消极想法的道路上，你想克服的第一个障碍是什么。如果你能在下次会谈之前考虑这个问题，会节省些时间。

由于我们将从来访者那里获得对问题的清晰描述视为第一要务，因此这是第一次会谈的中心任务。获得它需要使用整个小节的会谈时间，因为来访者倾向于使用隐喻、抽象概念和质性描述。这种行为很常见，尤其是那些曾经接受过治疗的来访者。尽管问题的大致范围看起来基本上清楚了——害怕面对就业所必须面对的任务，June 在回答那些可以把难题分解成实际的、可操作的要素的提问时，仍然是零零散散、含糊其辞的。这与她"让自己动起来，让自己有力量走出去"的清晰口号形成了鲜明的对比。她仍然认为问题在于

她没有正确的或充分的精神头："如果我足够强大，我就可以踢它一脚。"因此，治疗师在会谈结束时布置了一项任务，希望能引导 June 思考小而实际的步骤。

第二小节

治疗师随即提及上次布置的家庭作业。

治疗师：　上次我们谈到阻碍你前进的障碍，我记得给你布置了一个家庭作业，让你思考那些障碍中的哪一个对你来说是最紧迫的。你有没有利用这个机会想一下？

June：　哦，是的！我想了很多。上次我提到了很多，现在它们还在那里，但是我可以对付了。我知道该怎么处理。我能够消除大部分了。我归结为信心、衰老和信任。这些都是我必须处理的根本性的事情。

治疗师：　信心、衰老和信任。我想它们是有关联的，怎么关联的呢？

June：　我相信自己的判断。

治疗师：　衰老？

June：　我有很多恐惧让我裹足不前。我看见令我烦恼的事情，我想抓住过去不放。时间过得飞快，我也见证了计算机之类事情的发生。还有，我的家人都走了，所以我什么亲人也没有。但我不想回到记忆中去，因为那是我变得消沉的起点。变老让我害怕。但是如果我能处理好对自己的信心和信任，衰老的烦恼就会消失。

治疗师：   那么，你是说，如果你必须排个顺序的话，信心和信任的议题应该是第一位的，因为如果你能为此做点什么，你就可以自己处理其他的问题了？这不会让你感觉有威胁。

June：   正确。

在这里，和以前一样，治疗师很少发表声明式的陈述。她的评论几乎总是放置在提问的形式中，但与此同时，这些提问又精练并聚焦在问题上。这种与来访者的一步一步地核对，避免了来访者在后面的治疗中提到的十分费时的难题："但那不是问题。"

治疗师：   就信心和信任而言，它们是怎么表现出来的呢？在你没信心的时候。

June：   我不会去追求其实我能得到的东西。

治疗师：   请你给我举个例子好吗？

June：   很难，因为我只能想到我有信心的例子。我是那种我有六缸发动机，但只启动五缸的人。但我想到了一个。上周我来这里的时候，我在找十字路口。我过了下一条街，甚至没有注意到我已经过了我要找的第一个十字路口。我不是在举泛泛的例子，这就是困扰我的事情。我需要养活自己，特别是如果我有工作的话。我必须得想个办法建立对自己的信心。只有在关注周围的时候，我才算正常。

BTC 团队：假设获得信心这个事不再是个问题，这就意味着为了得到一份工作，你将必须**做**点什么。要能最终如同一个人期望的那样找到工作，你会不得不采取什么行动呢？这个提问的想法是离开"信心"这个抽象概念，从"感觉好了再做事情"转向"我如何去做它呢"。

治疗师：　要找到工作的第一步会是什么？

June：　让我自己从四面围墙中走出去。去见人，只需要微笑。再次做出反应。出门。我几乎把一切都拒之门外了。就工作而言，我知道几个供货商，我得向他们推荐自己。我可能会尝试不同的角度。除了只是谈论这些，我得去临时办公室，让自己振作起来。

治疗师：　这与跟供货商合作是不一样的。

June：　对。

治疗师：　迈向做临时工的第一步是什么？

June：　走路。我已经试着让自己多走路了。我以前经常这样做，而且很喜欢。我住的社区走路不安全，所以我现在开车去大部分地方。

BTC 团队：如果她开车来这里，这是否意味着如果她要去某个地方，她可以选择开车或步行？如果答案是肯定的，那么仅仅是刚开始的第一步，你可以步行**或**开车去一个做临时工的地点。（治疗师把这个信息传达给了 June）

June： 哦！这个简单。在我开车之前，我必须给所有雇用临时工的机构打电话，问他们在做什么、有什么安排、是否有适合我做的，对我最大的好处可能是约个时间，然后出门去见他们……

June 似乎低估了这个念头，即第一步可以是开车或步行去临时工作的机构——"哦！这个简单"，但接着她列出了几件事先有必要准备的事情。然而，治疗师仍坚持她的努力，使"堆积如山"转化为一次一个的可实现的步骤。

治疗师： 所以，第一步是拿起电话本和查找号码。

June： （笑）我已经把号码放在我的桌子上了。这个我已经做好了。

治疗师： 那么，我能接着说吗？下一步会是你拿起电话拨号码？

June： 对！还要接受这样做不会伤害我。（笑）

治疗师： 只要别在电闪雷鸣地下暴雨时打电话，仅此而已。

June： 我得给可以在我填申请表时做我推荐人的一些人打电话。我得先做这个。

治疗师： 安排临时工的机构要求介绍信吗？

June： 噢，是的。

治疗师： 那么，下一步就是给你认识的人打电话，而不是给街区另一头的陌生人打电话，问他们："你能做我的推荐人吗？"

June： 对。

治疗师： 那么，第一步是拿起电话给这样的人打电话？

June： 是的。这就是我这周一直在想的事情。我是否应该先把推荐信跨区寄给那个人。它和长途电话的花费差不多，所以我的电话得尽量短一些，这样就不会花太多钱。或者我在信里把所有的解释都写进去，我可以做到的。我甚至可以请他们给我打电话。

治疗师： 所以最初的第一步是把信寄出去。

June： 是的。即使只有一个好的推荐人也足够了。

治疗师： 我的一部分想法是，当你在增强信心等方面努力时，它可能会让你去做一些找工作方面的努力。步子迈得小一点，甚至只是把动作做一遍也可以。所以我想说，就目前而言，除了写信，不要做其他任何事，也别寄出去。我们严格遵照这个目标，即让你对回到正轨找到一点感觉就算成功。

June： 明白了！

治疗师： 可以说，就像一次预演。我认为宁可走得太慢也不要太快。

June： 好的。这真的回答了我的问题。因为，你看，如果我得到了一个推荐，然后我就会想："我做不到的，因为我还没有准备好去做。"现在，这给了我一条出路。好的，我明白了！（笑了笑）这就是我要做的。谢谢，谢谢！

当人们害怕处理一项任务时（如同处于"恐惧"状态），或者，类似地，当他们对任务的艰巨性或单调性感到畏惧时（如同"拖延症"），最常听见的处理问题的尝试是"等到我觉得准备好了再处理它。我现在还没有准备好，现在不是时候"。我们称之为等待灵感（就像我们在第 6 章看到的 Kirk 的例子）。我们将**启动**、迈出第一步视为战略障碍，并且人们一旦开始行动，我们预期持续的努力将会自动发生。因此，不管以哪种方式，我们引导来访者迈出第一步，同时使第一步尽可能可行。正如我们在前面的对话中看到的那样，采取的形式通常是引导来访者迈出第一步，但是限制任何更进一步的努力："坐下来写这封信，**但不要寄出去**。"在这个小节中，治疗师能够帮助 June 将障碍界定为具体的小任务，并为处理这些任务提供了切实可行的步骤。

第三小节

通常，当治疗师给来访者布置了一些家庭作业时，核对家庭作业是下一次会谈小节开始的第一项任务。然而，在走进治疗室的途中，June 对治疗师说了一些话，表明她的问题有了一些变化。问题变化的优先级总是更高的，因此治疗师马上询问了这件事。

治疗师： 在你进来的时候，你说你现在的表现好多了。你能给我们讲讲吗？上个星期发生了什么事？

June： 除了我在思考，其他什么也没发生。好吧，当我离开这里的时候，我是准备要写一封信，在这个星期的某个时候，这是没有问题的。已经搞定了。

治疗师： 你写了？

我们更倾向用惊讶来表达赞同，而不是用更传统的方式表达明确的赞美。使用后一种形式，可能会让来访者感受到或听起来像是一种恩赐，仿佛有一个人居于高位在轻拍来访者的头。我们偏好的形式会将来访者界定为领先于治疗师，从而让来访者感觉自己占了上风，同时这也暗示着来访者迈出了重要的一步。

June： 但是当我在写的时候，我意识到，就像我一直说的那样，我知道怎么做这些事情，那么为什么我一直没有行动呢？

治疗师： 你是怎么做到让自己动起来写这封信的？

June： 嗯，我有一个目标，所以我就去做了。但我以前有过其他的目标，但就是没有实现。为什么？

治疗师： 那么，你是怎么做的？

June： 哦，就在我离开后不久。我来是为了……为什么我不去做那些我知道必须做的事情呢？

治疗师： 让我倒回来一点，因为我有点糊涂了。你离开这里。你回到家，坐下来，然后就写了信？

June： 对。写这封信是多么容易。为什么我不能继续做其他我需要做的事情？

BTC团队： 这次她写了这封信。但她说她过去为自己设定了目标，但没有实现。那么问题来了，这次她能达成目标，是什么不一样了？

这条信息的目的，是让来访者把注意力从"为什么我**不能**？"转移到"我要做什么就**能**？"它还鼓励从"为什么"向"是什么"的转换。

治疗师： 我的同事们对你这次是怎么做到的很感兴趣。

June： 可能是因为我在这里做了承诺。我就是那种人，我会信守承诺，这是我喜欢自己的一部分。我会跟进，不会让别人悬在那。我在来这里的路上意识到，因为我的生活中发生了一些事情，我已经建立了一个自我防卫层。现在我必须开始把它放下。第一件事就是做我自己：坐下来给别人写个便条是我是谁的一部分。但一开始很难做到。所以，我身上有许多我喜欢的积极的东西，我可以把它们放回到我里面去，让我重新变得完整。

治疗师： 这就是那个和在其他时间里你知道你需要做什么却不去做的不同之处吗？你从这里回家，然后你没想太多就写了这封信，然后对于那些你没有完成的事情，你做了很多思考？

June： 是的，这就是区别。我写这封信的时候没有去想那些我害怕的其他事情。我全神贯注在这一件事上。当我在脑子里想着我要在信中告诉她什么时，我开始想到我需要再次让自己变得更坚强。当我能做到这个的时候，事情就顺理成章了。我可以去争取。

治疗师： 你去争取，事情就会发生。

June： 是的。我只是走出去，问问题，了解情况，通常我需要的都会出现在我面前。但是你必须要有信心去做。是时候卸下防护、开始行动了。我要行动了。

治疗师： 似乎是这样，除非，一旦你反复思考事情可能会出错，你就会情绪低落。

June： 是的。要向一个潜在的工作推销自己，唯一的方法就是我对自己的感觉良好。我必须摆脱忧郁，感觉更加积极，感受我好的那一面。在我当初来这里的时候，我几乎连续 4 天睡觉，从周日到周四。现在，我正在努力在周一下午之前就摆脱抑郁模式，目前情况改善

	越来越稳定。以前，我把自己吓得快死了；现在，我正在做一些不同的事情。
治疗师：	听起来变化很快。我有点担心。你说你以前要睡 4 天，现在你只睡一天半？
June：	对。因为我现在有别的事要做。我开始行动，去不同的地方。像今晚一样。我有一个可以去的地方，在那里我可能赚些钱。
治疗师：	你要去一个地方？那是什么？
June：	镇上有一场演出，已经不再是新剧了，所以我不会焦头烂额。
治疗师：	你是如何让自己走出去，发现了这个表演，并且自己愿意去试试？

June 向我们呈现了一个显著的改善：与其把一个星期里的大部分时间用来睡觉，并期待自己感到足够强大之后再面对工作的世界，她决定行动起来，到房子外面去。在下一段对话中，她描述了这一步是如何带来下一步，直到她现在可以赚钱的位置。这种汇报方式可以诱使治疗师鼓励来访者再走一步，或者至少激励来访者说："看，你能行！"但这将是一种策略上的倒退。奏效的策略应该是：将任务分解成小的、可控的步骤，然后在前进中施加一些限制。同样，我们希望传达出这样的信息：这个成就是属于她的，而不是我们的。因此，治疗师在这里并不是在忽视我们认为来访者所

取得的一个重要进步，而是在以一种不同于传统的方式给予认可。

因此，治疗师坚持聚焦于来访者**能够**做什么上，通常以提问的形式。在这个提问中隐藏的假设是：来访者主动地、有目的地**做了**某件事，某种迄今为止不可能完成的任务。因此，治疗师含蓄地而不是明确地确认了病人的能力。

June： 嗯，我在外面谋求生计时遇到了一个人，我已经8年没见过她了。我们开始交谈，她告诉我这次演出。这就是经常发生在我身上的事。我在外面……

治疗师： 你是怎么能够让自己走出去的？还转到了一个不一样的地方？

June： 我赌了一把。一个以前我在那里卖过东西的地方邀请我去卖我的手工作品，我答应了。我必须赚钱，可能50次邀请里我会去一次。

治疗师： 这可能只发生了1/50，但如果你不去那里，就一次也没有了。

这一评论呼应了这种想法，即千里之行始于跬步。

June： 对，对！这就是为什么我要我走出去（明显微笑）。我越喜欢自己，就越知道我走出去不会损失什么的！因为我做得对。这是我第一次不胡思乱想，好好利用我这个脑子已有的技能。

治疗师： 所以你是在说，你不仅走了出去，你还动脑筋思考如何去获取一样东西来让结果更好一些，跟以前的想法不一样了？

June： 是的。我确实想过怎么让事情发生。

治疗师： 听起来你采取了一种十分积极的方式问这个人："这些演出是在哪里演？我能去卖东西吗？"然后你得到了一些信息。

June： 是的。

治疗师决定让 June 做一些家庭作业，以此结束治疗。

治疗师： 这周有什么事情跟写信差不多？请想点小事。

June： 完成我接下来 8 个月的日程表。

治疗师： 太大了。

June： 不，不。我已经想好了。做这件事要花我半个小时。

治疗师： 哪个半小时？今天下午还是今晚？

June： 今天不行，因为我今晚得把精力放在赚钱上。但是明天可以的。

治疗师： 大约什么时候？

June： 下午两点。

治疗师： 请你向我们和你自己保证，明天下午两点，你会坐在你的日程表前面，大概到两点半左右你就结束，不管你完成的是多还是少，你愿意吗？不要超过半小时。

June： 好的。

治疗师： 谢谢你。我们下周同一时间再见。

这又是一个给来访者设定任务、然后限制她的例子。惯常的做法是在恐惧时努力迫使自己推进，而我们正是在让来访者脱离这种做法。相反，由于任务被限制在一小步上，来访者反而克服了恐惧的障碍。一旦迈出了第一步，来访者要么期待第二天再迈出第二步，要么"不服从"治疗师，超越对她的约束。无论哪种情况，前进的动力都来自来访者。

通常情况下，当来访者返回并报告一个显著的改善时，我们会用另一种方式的限制来结束那个小节。我们会声称他们做出的改善超出了我们的预期；正因如此，我们把改变界定为进步太快。我们可能会说："进步太慢比进步太快要好。"在这个前提下，我们在会谈结束时会敦促来访者"至少在我们下次见面之前"不要做任何进一步的改善。我们可能会补充说，如果来访者能尽力让病情有些复发，我们会感觉更舒服，"因为你进展得如此之快"。有时候，我们可能会把下一次会谈推迟到两周后，而不是像往常那样间隔一周。我们会解释说太快见面可能会带来进一步改善发生过快的风险。与这一语言框架相一致，我们不布置任何指明如何进行进一步改善的任务或家庭作业。

如果你审视一下这个看起来令人沮丧的方向，你可能会发现其中蕴含着很多有益的暗示。首先，我们传达的信息是，改善确实已经发生。其次，我们正在建立这样一种认识，即改善是来访者自己做的，而不是我们做到的。第三，我们要传达的信息是，来访者正处于一个不可避免的上升过程中，需要努力放慢速度；与此相关的是，来访者可以控制情况的改善（否则，为什么要请求她不做任何进一步改善的事情呢）。最后，这对来访者来说是一种不会输的安排。

我们预计，在任何情况下，改善都不会一帆风顺、持续上升。我们不希望来访者在回来会谈时觉得自己失败了，说情况没有进一步改善，甚至变得更糟了。如果来访者觉得她想用持续不断的好消息来取悦治疗师，这个风险就更大了。治疗师的构建将来访者从这种风险中解救出来，她不会输的。不管她的报告是没有进一步的变化，还是"情况变得更糟了"，她都**成功地**遵从了治疗师的请求。相反，如果来访者报告进一步的改善，那么她问题的缓解就补偿了治疗师的"失望"。正如你所预料的那样，我们不会说"太好了"，而是反而对她的行动太快表示担忧，并且再一次，我们更强烈地敦促她推迟任何进一步的改善。

第四小节

正如我们前面说的，虽然会有一些例外，但当治疗师在上一次会谈中给来访者布置了一些家庭作业，那么下一次会谈开始时她就得先检查这个家庭作业，主要是看来访者是否遵从了这个作业，她是**如何**做的，以及是否从中发生了什么事情或任何变化。在这次会谈小节中，治疗师开始有些过于笼统，但幸运的是，来访者将其解释为治疗师是在询问作业。

治疗师：　上个星期怎么样？

June：　　嗯，我做了我应该要做的。第二天2点到2点半之间，我坐下来完成了日程表，我已经思考过了，所以我基本上完成了它；因此我将作业处理好了。我也打了几个电话，只是为了……

治疗师：　你在2点到2点半之间坐下来，那段时间你做了什么？

June：　　嗯，打开我的日程表，查看有空的日期。我对一些事情感到好奇，我有它们的宣传单但了解不多，所以我给他们打了电话。

治疗师：　所有这些用了半个小时？

June：　　是的，因为我早就在脑子里想好了。就这样！事情就是这样。我可以在脑子里都想好，但我不去做！

治疗师：　那么，你是怎么让自己去做呢？

June：　　因为我说过我会去做的！

治疗师：　就这么简单？

June：　　是的。如果我想不到从哪里开始，事情就不会这么简单了。但我脑子里已经有了，做就行了。

治疗师：　据我所知，当我们谈到前进的困难时，听起来好像有时候你知道你需要做什么，但是你很难去做。所以，我想知道你究竟是怎么让自己去做这件事的！

June：　我在这里做了承诺，所以我做到了！然后，当我上次离开这里的时候，我打算尝试一个新的地方，所以我在周三晚上去了。钱并没有那么多，但有积极的影响。

治疗师：　卖工艺品的新地方？

June：　对。但是我得到了正强化……

治疗师：　以什么方式？

June：　就是人们对我说的话："这太好了！""你一定要再来！""我现在没有钱。我怎样才能跟你保持联系？"这就是开始，然后我周六和周日也出门了，这是我正常出门的日子。没有什么不同，同样的地方我上个月或这个月都去过了，但反馈是不同的。

治疗师：　怎么不同？

June：　积极的。

治疗师：　他们在说什么？

June：　"如果我想买很多东西，能联系到你吗？你可以给我你的名片吗？"我看了看……有什么区别？有什么区别呢？我注意到我在微笑，我的眼睛和我的嘴都在笑。每当我去杂货店的时候，只是跑进跑出，感觉却不一样了。就像我说的，我试着找出有什么地方不一样。

我所能想到的是我的眼睛在笑，我的整个身体都在笑，不仅仅是我的脸。

治疗师： 那你是怎么让全身都笑起来的？

June： 来这里。能够把一些事情安排妥当；感觉我在前进。周末事情也进展得很好。有人来找我谈他们遇到的一个问题，失业。她在一件事上有点头绪，她会去做，看看情况，然后反馈给我，让我知道我在做的事情是否可能适合那个机会。是工作上的事。这就是……好像排好顺序的，就发生了。她是一个我多年没联系的人，但突然……

治疗师： 那你是怎么跟这个人说上话的？

June： 她走过来开始和我聊天。

治疗师： 哦。你是说她以前没跟你说过话，而这次她跟你说了？

June： 只是打个招呼。突然她就开始告诉我她的情况了。

治疗师： 你有意识到在那种情况下你做了什么不同的事情吗？

June： 没有。除了我的眼睛在微笑。两个月前有一个在我身边的家伙，我想我的行为是一样的，他走来告诉我他的名字，他是谁……让我有点吃惊。通常，你只是和你旁边的人说再见；这一次，他做了自我介绍，给了我去哪里的线索。"这是我可以给你的东西。"他说。他给我介绍了一个地方，我有可能去那里卖点东西。

就像我说的，我以为我一直都是开放的。但很多时候我认为我是开放的，而其实我一定表达出了一种封闭的信息，即使我认为我不是这样的。我一定是因为……

治疗师： 我猜想，如果能知道你是做了什么而传递出一种开放的信息，这会很有帮助。

June： 没错！我唯一能想到的就是，我的眼睛在微笑，它们看起来很高兴。这来自成长，因为我是一个需要成长、需要行动、需要做事的人。否则我停滞不前，变得沮丧、不开心。

治疗师： 你认为你做了什么使你在这种情况下成长？

你可能注意到了，June容易将进入"感觉对了"的状态作为她摆脱困境并取得成功的钥匙。这是一个普遍的观念，即一个人在能够行动**之前**必须首先**感觉**对（自信、无畏或乐观）。自动唤起一种"对"的感觉通常是行不通的，但采取行动更容易实现。应该是先采取行动，然后带来的结果是达到了一种"对"的感觉。一般来说，比起先试图感到有信心从而能去完成任务，更有可能发生的是完成一项任务从而激发一个人的信心。治疗师坚持问"你**做**了什么……"是在把注意力放在**行动**上。

June： 我想，就是做点什么。实现一些东西。

治疗师： 嗯哼。

治疗师没有质疑这个回应。相反，她表达了一种含蓄的肯定。

June： 就好像我知道，从现在到年底我能做些什么。我已经查好了可能的选择。我知道我已经有底了。现在，我只需要睁大眼睛，看看我是否能找到一个比现在更好的工作。

治疗师： 你知道，每当你想要取得进步时，过于乐观总是危险的。

June： 哦，是的！我现在有点害怕了。

治疗师： 因为进步从来不是直线向前的。它更像是前进两步、后退半步。我要提醒你，这就是接下来会发生的事。如果你能允许自己倒退到某种程度，我会感觉更舒服些。你已经努力了一段时间了。

正如我们在其他地方所描述的，这种声明是我们对报告改善时更常见的回应方式。这次会谈的剩余时间都花在讨论倒退看上去会是什么样子上了。当 June 表达对展望倒退感到不安时，治疗师非但没有向她保证不太可能倒退，反而敦促她**计划**一次倒退："当进展发生得如此迅速时，脚踩刹车是一种特别有用的方式。"

乍一看，治疗师似乎非常令人气馁、非常"消极"，好像这会削弱来访者的信心。然而，你可能注意到，使用的语言并不是在传达对倒退的警告，而是对倒退的预测，并将其发生描述成一种正常现象。治疗师通过**建议**一次倒退来强化这个观点，这次倒退是来访者应当纳入计划的。

我们通常将随后的会谈安排在 2 周或更久之后："好吧，我们下周再见面吧。"这么说会使改善显得无足轻重。在这个案例中，下一次会面约在了 3 周后。

第五小节

正如我们所说，核查家庭作业通常是会谈中的第一件事。然而，当作业涉及问题中可能的变化时，我们就不再查看对作业的依从性，而是查看是否有任何进一步的改善。

治疗师： 在我们上次的会谈中，我要求你延缓做出任何进一步的改善。我想知道你是否做到了。

治疗师的措辞（构建）是经过深思熟虑的。她没有问是否有进一步的改善。相反，她提醒 June，她曾要求她"延缓"做出任何进一步的改善，并怀疑她是否"能够做到"这一点。这两句话都暗示来访者可以控制自己的问题。这也是一个不输的构建，因为如果来访者报告说她没有任何进一步的进展，她就成功满足了治疗师的要求。但是，如果她报告说她取得了进一步的进展，她对情况的满意可能会抵消她作业"失败"的念头。

June：　　　没有。（笑）事情就这么发生了。

治疗师：　　发生了什么事？

June：　　　我当初来这里的时候，我没有希望、没有梦想。我不能有，我也没有能力有。这是我来这里的原因之一。通过来这里参加会谈，我找回了一些希望。我现在更外向了，这是我一直想要达到的目标之一。我经历过不少严峻的局面，都应付过去了，现在情况改善了，这正是我想要的。

第六小节

在第六次会谈中，June 报告了更多进展：她有了更多的活儿，并开始锻炼了，这是她很长一段时间以来一直关注的事。治疗在第六小节后结束，余下的四次会谈保留在中心，以备不时之需。

因为"慢慢地做进一步改善"的策略没有伤害，并且可能增强或加固改变，治疗师的结束语是再次提醒 June 防止"太快"取得"太多"进步（这两个词组都非常模糊，允许来访者用任何她想要的方式来界定）。

随访

在最后一次会谈 10 个月后进行的一次随访中，June 说她又做了"几件有进展的事"。她在家里为一家干洗公司改衣服，但她仍然害怕出门、害怕见人。

"我过得不错。我能赚些钱了，我一家家给干洗店打电话推销自己。"但她仍然害怕处理日常的求职任务。她觉得有必要找到她前夫的下落，还需要给她的车重新上保险。她完成了那些任务。她补充说，她仍在努力把自己想明白，还在监督自己。例如，她意识到，当她忙碌的时候，她甚至不会因为想起母亲或女儿的死而哭泣。最后，她说她没有寻求任何进一步的治疗。

当我们评估治疗效果时，常常存在一种张力：是该使用与更传统的模式相一致的测量方法呢，还是以我们的模式为准。在更传统的模式中，标准性因素被认为是重要的（例如，偏离"正常的"行为），而我们的模式是非标准性的。我们的模式是基于诉求的，因此正常或异常的概念没有意义。

在这个案例中，June 报告说她仍然害怕出门、害怕人。然而，我们不知道这对她来说是否构成了一个问题。更准确的评估可能是在随访时明确地问她，而不是依赖于她没有寻求进一步治疗的事实。她自称的恐惧有些自相矛盾，例如，她的主要锻炼方式是走路，但这需要出去；安排在家的工作也需要与人接触，尤其是像她所说的"一家家打电话推销自己"的这种接触。请她澄清这些矛盾是有益的，因为这将使她最初诉求的解决程度变得更为清晰。

. . .

严重性可以用多种方式定义。我们通常想到的是显而易见的：自杀、杀人、绝食。下面的这个案例展现了一个问题，如果这个问题得不到解决，可能会毁掉来访者的职业生涯，甚至可能毁掉她未来的整个社会交往。比如说，虽然这个结果里没有戏剧性自杀，但在我们的头脑中，它仍然是一个严重的问题。这种案例对许多治疗师来说也是令人生畏的，不仅因为可能继发并发症，还因为来访者的行为会招致令人气馁的诊断，比如精神病。

第 **8** 章

我无法停止自我毁损

治疗师可以轻松识别的问题，在我们看来可能只是日常生活的变化，这些问题只是超出了正常活动或功能的程度，例如失眠、婚姻冲突、子女养育困难、恐惧和强迫。但是，超出常人活动范畴的问题并不那么容易识别，还会被认为是怪异的。将问题定性为怪异会使这些问题更难以解决，治疗师常依赖于转介给精神科医生和药物治疗来处理这些问题。自我损毁，即让自己反复受伤和留下瘢痕的强迫行为，是该类问题之一。

Laura

Laura 是一名 24 岁的研究生，致力于追求职业生涯。她正在为求职于一所要求很高的大学做准备，同时她还在一家公司做与这个职业相关的一份兼职。这份工作本身也要求很高，这两个领域共同给她带来了巨大而持续的压力。她还有另外一个压力，就是她选择的职业以及她对美好的社交生活的希望都要求她有一副出众的外表。她在这方面的困难最终导致她来寻求帮助。

第一小节

治疗师以我们在每个治疗中都会问的问题开始。

治疗师： 遇到什么问题了？什么烦恼把你今天带到这里？

Laura： 最近几年，我的皮肤问题非常严重。我从十几岁开始就有痤疮，像许多人一样。我的痤疮并不严重，但我有非常严重的强迫行为，我会挠我的皮肤，抠它、撕它，然后当它开始愈合时，把疤抠下来。我脸上总有结痂和感染，因为我总是用手指抠它、把玩那些瘢痕。它让我很分心，很难集中注意力，我会花费几小时，比如在浴室里抠我的皮肤，导致它变得非常糟糕。有时我会把它弄出血，还会肿起来，我的皮肤科医生一直吼我，叫我不要这样做，但我似乎就是做不到。

治疗师： 请容我问一下，因为我这个人非常注重细节：你说你要花几个小时，是的确一连几小时，还是这里几分钟那里几分钟？

Laura： 有时候的确是几个小时。其实也不太会超过 2 个小时，有时会是分开的时间，就像我会坐下来读 5 分钟书……

治疗师： 在家吗？不是上班时间？

Laura： 在家里。当我这么做的时候会夹杂一些社交上的羞耻感，如果我在公共场合的话。但是当我在家，需要学习而且有许多事要做时，我就无法集中注意力做任何事情，除非我每隔几分钟就跑到洗手间看看我有没有爆痘、它看上去怎么样、它比以前更红或更肿吗？然后，当我总算停下来不去碰它的时候，我的脸已经又红又肿，以至于不能走出公寓。然后，我最终会用氢化可的松和所有这些消炎的乳液来对付。

治疗师： 你会打电话给皮肤科医生吗？

Laura： 不，不！我从不向他承认做了这些。我告诉他我已经改了，不再这样做了。但是，当然，当他看着我的皮肤时，就会发现它已经被抓过了，所以我一直在冰箱里放有冰块，还一直把可的松乳液瓶灌满。情况时好时坏，有时候不是那么严重，但是似乎总是又突然爆发并且变得非常严重。不幸的是，我对皮肤造成了很大的伤害，甚至有一天我感觉好像皮肤感染会严重到需要好几周才能恢复。那样的话，我就不得不带着一张被严重毁容的脸生活很长一段时间。这对我的社交生活以及我的能力产生了很糟糕的影响，让我无法学习或投入精力去学校或和朋友外出。我很担心这个问题。

治疗师： 你有意识到在你抠脸之前发生了什么吗？

Laura： 嗯，上一次发生这个事情的时候，我无法确切记得我在想什么。我记得自己心情很好，正准备上床睡觉。我正准备去洗脸以及做其他事情。当我看着浴室的镜子时，我想，哦，我看上去很累，我的皮肤看上去有点掉皮，因为我用的是祛痘乳液，有点像凝胶，所以有时看起来像是剥落的皮肤。我还记得我开始抠那些正在剥落的死皮，然后我开始想，我觉得我的下巴这里要开始爆发了；诸如此类吧，然后就迅速升级到疯狂地担心我看起来是什么样子了。

治疗师： 所以，你本来是没有打算去洗手间抠脸的。我猜，有时候你会是打算好的？

Laura： 是的，有时候我会。

治疗师： 可以举一个你专门去洗手间抠脸的例子么？

Laura： 好像这通常发生在我做其他事情的时候，我喜欢把脸靠在手上休息，然后我感觉到某个疙瘩或瘢痕，我就会沉迷于想它看起来是什么样子、它有多大，并对它的存在感到很烦心。而且我的皮肤非常敏感，我总是感到刺痛或要爆痘了。

治疗师： 你已经变成专家了。

Laura： 因此，如果发生这种情况，我就无法继续我正在做的事情了——阅读或其他正在做的事情。不管在什么地方，图书馆或其他地方，我都必须跑到卫生间去。但是那里的灯光真的很糟糕，所以我通常不抠，因为我看不清。

治疗师： 你说有时候你会少抠一些。怎么回事？

Laura： 我想，当我生活里的事情真的很糟糕的时候。我真的很忙，我从一堂课跑去下一堂课，跑去工作，去做家庭作业，去图书馆，去学习小组，我忙得不可开交，以至于我无法考虑自己。有时候，当事情真的很糟糕或压力很大时，我满脑子都是其他事，我不担心。但是，只要我有时间喘口气或有足够的休闲时间，它就会耗尽我所有精力。

治疗师：　是什么让你现在拿起电话打给我们，而不是在1个星期或1个月前？

　　"为什么是现在？"这是一旦来访者描述了他们的主诉，我们通常会提的问题。它有多种用途。首先，我们总是要确认来访者是否出于寻求帮助的目的而找到我们，即他是一名有诉求的或者自愿的来访者，还是来访者并没有意愿寻求帮助，而只是由于别人的要求或胁迫而来，因此是一名非自愿的来访者。

　　"为什么是现在？"这个提问可以在治疗早期引出该信息。如果回应中详细描述了问题如何变得使来访者无法忍受，如何以在某种程度上令人痛苦的方式影响她的生活，这就反映出她是一个自愿的来访者。然而，如果回应是说这次是有其他人敦促来访者寻求帮助，那么这就更像是一位非自愿的来访者。我们通常会接着后面一种回应提出这个问题："如果那个人没有建议（敦促、要求）你来，你会在这里吗，至少这一次？"否定的回答会确证来访者是被迫来的。

　　在这种情况下，我们不太可能说"好吧，让我们开始治疗"。因为那样就是不顾来访者的位置，即"我不是来这里接受治疗的"。例如，Laura 可能会说："其实，这个问题并没有让我有多烦恼，但是我的皮肤科医生说，除非我寻求帮助，否则他将不再给我治疗。那是上周，所以第二天我就给您打了电话。"

但是，Laura 的回复如下。

Laura：　好吧，大约 1 年前，情况太糟了，我甚至无法上班，因为皮肤总是肿胀、发红、变色。我去任何地方都要在早上准备**好几个小时**。我不得不冰敷消肿。我看起来像是发生了意外事故，或者挨了打，因为满脸都是紫的。它看起来真的很糟，人们总是问我："发生什么事了？"我变得非常自我觉察，以至于我不想那样走出去被人看到。

所以，那时我的生活崩溃了，我不想失去工作或其他，但是因为皮肤我甚至无法集中精力工作。因此，我决定寻求帮助，并被转介到这个地区里的一家机构。我持续接受心理治疗的一个困难是我的财务状况极其有限。自从回到学校以来，我遇到了很多财务问题，而且情况变得更糟。但是因为我支付了很低的费用，我最终可以获得一些治疗。我在那里的治疗师非常努力地与我一起解决这个问题，但是她倾向于认为这是其他问题的征兆，因此她一直在尝试找出那些问题。我们已经讨论了一些事情，并且我认为它可以帮助我更好地应对一些问题，例如家庭问题。但事实是，我仍在继续这种行为，尽管没有之前那么糟糕。但是，他们有一个一年的期限，我们将在下周终止，所以她建议，由于这个问题对我来说还没有完全解决，我应该试试其他的治疗。

治疗师：让我稍微调整一下思路，问你一些不同的事情。你有这个问题已经一段时间了，你可能已经尝试过做一些事情以停止抓挠。为了节省时间，我想知道你之前尽了哪些最大的努力来解决这个问题，但是没有效果或者效果不是太好，否则你也不会在这里了。

Laura：我尝试做其他事情，比如散步、离开公寓或打电话给别人来分散注意力。那真的没有用：我让他们别挂电话，长途的，而我去洗手间抠，然后回来接着聊。

治疗：你会告诉他们什么？

Laura："等等，猫想进来。"然后真的放下电话。我不敢相信我做了这些。这是**长途电话**！我还在家里所有的镜子上都盖上了报纸，这样我就看不见自己在镜子里的样子了。我尝试一直戴着手套，即使在屋子里，但也没用。我不能一直遮着手，因为那样我就没法做翻书之类的事了。我试着看电视或听音乐，那都没用。

治疗师：所以听起来分散注意力不管用。

Laura：对。锻炼身体有点帮助，主要是因为锻炼会使我感觉好些。但这种欲望会在晚上来找我，尤其是上床睡觉前。晚上独自一人到附近走走对我来说并不安全。所以我还没能深入探索这一选择。

治疗师问 Laura，她为解决自己的问题所做过的努力是什么，即她的尝试未果的方法是什么。Laura 提到的很多事情是大多数人会视为合乎逻辑和适当的，主要是从抠脸的欲望中分散注意力，但徒劳无功。尽管锻炼有帮助，但 Laura 获得锻炼的机会有限，更重要的是，效果只是暂时的。

在这种情况下，当来访者面对的是他们体验到的一种压倒性的、不可战胜的力量时，他们容易感到无助。然而，治疗师的评论"听起来分散注意力好像不起作用"暗示了 Laura 只依靠了一种努力，并且进一步暗示其他道路可能会有用。这是一个通过暗示存在一些尚未探索的选项来进行干预的例子，这些选项含有改变的希望。

治疗师： 还有其他的吗？

Laura： 药物治疗。我的治疗师是一名社工，所以她把我推荐给一位医生，他给我开了安定一类的药物，但绝对没有效果。我想这些是我尝试过的一切。

治疗师： 让我回到我还不清楚的事情上。你似乎暗示你抠脸的程度常会不同。

Laura： 是的。这样是挤一点血出来，这样是轻轻地抠（Laura

做了一个手势轻轻地划了一下她的脸）。有时候我两天后有一个约见，我就对自己说："你真的不能这样做。"

治疗师：这有怎样的效果呢？

Laura：有时候有用，因为当我知道自己不得不在特定的日子和时间去见人时，我感觉很糟糕，人们会问我这件事。

治疗师：然后你会说……？

Laura：好吧，我已经准备好了很多答案。有时候我说我出了点事故，有时候我会说我有过敏或湿疹。它看起来不像普通的痤疮，所以告诉人们这是普通的痤疮似乎并不能让他们满意，他们看着我，即使那就是根本的问题。

治疗师：我猜想还有其他人知道这个问题。他们建议你做什么？

Laura：他们总是告诉我别再这么做了。他们认为这是自愿的。好吧，我猜是的。

治疗师：和你一直在合作的治疗师，她对此有何评论？

Laura：我们没有过多地谈论它，因为正如我所说的那样，她认为这与更深层次的问题有关，所以她说我应该改变其他的生活方式。她没看到那个特定时刻的问题，那个我迫切想做的时刻的问题。她认为我需要多外出、多社交，而不是独自待着。她认为这与无聊有很大关系。

治疗师：你抠的地方仅限于脸吗？

Laura：是的。我不会在其他地方爆痘。

治疗师：（观察室里的一个同事打电话给治疗师）我的同事们

说，听起来在外面，在公共场所，带着一张流着血的脸一定很糟糕。他们想知道什么是更糟糕的？您能对自己做些什么使情况更糟糕？

Laura： 不知道。我想我担心的另一件事是我的体重，我想我是否体重增加了。这将非常令人尴尬。

治疗师： 好的。我们很快得结束了，所以想请你在下次见面前考虑一下，有什么可以成为一个小而重要的改变，它足以让你知道，即便不是完全走出了这个困境，也算是开始往正确的方向上走了？一个微小的、具体的但意义重大的改变，可以让你知道事情正在改善。它不一定和你的脸相关。

仅仅要求人们思考一下改变的迹象，即使是很小的变化，都可以成为一次有益的干预，因为只要来访者做了任何关于改善的思考，她就已经接受了事物可以改变或将被改变的隐含前提，这反过来又使人们对治疗结果抱有更乐观的看法。当人们更怀有希望或积极乐观时，他们可能会减少为解决问题而做出的绝望努力，这会令问题本身发生改变。

第二小节

如同大多数会谈小节一样，如果我们在前次会谈中提供了建议或作业，我们就会在下一次会谈开始时询问来访者的依从性。在这里，我们感兴趣的是 Laura 对她的问题可以改善这一暗示的回应。

治疗师： 我们要求你思考一些问题，你有利用这个机会去想一下吗？

Laura： 是的。我真的很难去想小的事情。迟到这件事真的是我的一个难题，因为出门前我要花很长时间盖住瘢痕，还要完成其他必须做的事。所以，我真的觉得，如果我可以做完早晨的常规程序、起身并准时就好了——不管我的皮肤有没有爆痘，都能准时离开房子，而不要老是回去洗手间往脸上补东西就好了。我想我会感觉自己是想要出门而不是试图使一切看起来都对。我现在不能出门，我发现自己被这个皮肤问题搞瘫痪了。

我觉得自己在压力较小的情况下表现更不好。当我承受很大很大压力时，我效率更高、速度更快。这很奇怪，我不想生活在压力之下。一旦我抠了脸，我就会感到非常糟糕和尴尬，我不想出去，而且我觉得我有理由不见人了。如果我的脸全部破了、肿了，我可以告诉自己，今天不见任何人，因为我看起来太可怕了。另一方面，如果我**决定**不见任何人，那么我会认为我是反社会，我会感到非常糟糕。

治疗师： （观察室同事打来另一个电话）你担心自己抠脸，当然，与此有关的是你在意你的外表，这很讲得通。这是一个非常现实的担忧，尤其在你选择的专业领域，因为你将经常暴露在公众视野中。关于我们的下一次会面，我同事要求的是请你深入思考这个担忧。在思考这一点的时候，你可能想要选择一天，允许自己比其他时候更自由地思考这种担忧，关心自己的外表，自由地决定当日要抠自己的脸。考虑到你有这个现实的忧虑，你可能会想要这么做。可以吗？

Laura：　那其他日子呢？

治疗师：　好吧，你可以综合地思考这个问题，并自由选择一天进行更深入的思考。

Laura：　但是我不是**一定要**抠自己的脸。

治疗师：　我们希望你考虑一下你这个非常现实的忧虑，你可以选一天来抠脸。你的朋友告诉你、有时你也告诉自己这没什么大不了的，而我们不同意这个观点。这是一个非常合理的担忧。

　　尽管对 Laura 的指令可能看起来很奇怪，但这是与我们的模式严格一致的。因为我们将来访者的尝试未果的方法视为维持她试图解决的问题的主要因素，所以要解决问题就必须脱离这种努力。在这里，Laura 清楚地描述了自己的努力，尽管所有这些努力都是以不同的方式执行的（责怪自己抠脸，试图分散注意力，被告知"不要再抠了"），但都是

"你必须停止抠脸"的变式。因此，一个清晰的脱离那个"解决方法"的做法是"你**必须**抠脸"。实施这个新指令的特别办法就是要求她选择一天专门用来抠脸。

第三小节

在上一次治疗结束时给的建议是让 Laura 选择一天抠脸，这是最核心的一条，因为该建议直接针对她用来避免这种行为所进行的尝试未果的方法。我们对于她对这条建议的回应非常感兴趣。

治疗师： 我们上次要求您做点什么，您有利用这个机会去做吗？

Laura： 是的。

治疗师： 进行得怎么样？

Laura： 我认为这很有帮助。您告诉我选择一个日子我可以担心和随意地抠脸，所以我选了星期一，因为反正星期一让我讨厌（笑），这确实帮助了我整个周末完全不去抠皮肤，因为我对自己说，这不是我担心的日子，所以我甚至不用考虑它，它帮我消除了那种欲望，那种强烈的抠脸的需要。到了星期一，我真的不是太想抠，到了星期一晚上我抠了一会。不幸的是它蔓延到了星期二，但是我真的觉得自己对它有个度了。很有帮助。

治疗师： 周末之前的两天怎么样，从你离开这里后？

Laura： 我没有抠。我当时马上就选定了星期一，所以我没有抠。我只做了一些，但没有达到我原本会做的程度。我告诉自己，星期一是我不得不担心的日子，现在我不应该为此担心。因此，我没有考虑它，虽然不完美，但是有了很大的改进。周末通常对我来说是最难不抠的，通常是因为我对自己的关注很多又没有太多事情，我可以选择见人，也可以不见任何人。我可以在家里待48小时一直抠脸，但这周末我几乎没有抠。

治疗师： 事实上，我很高兴你能够在星期二有一点抠脸的行为，你还没有在星期一之外完全停止抠脸。

　　通常，治疗师会在来访者报告明显改善时向来访者表示祝贺。但是，这位治疗师抵制了这种诱惑，因为要称赞来访者没有抠脸，就会把治疗的重点重新丢回到"你一定不要抠"。相反，治疗师的评论与带来了一些成效的干预方向保持一致，即"别让煮熟的鸭子飞了"的策略。同样与干预措施一致的是，治疗师转移到了缓慢改善的重要性上，并解释说缓慢发生的变化更容易持久。

　　Laura 还说，她发现上个周末自己的压力比平常少，她认为这可以解释抠脸行为的减少。你可能回想起这种解释与 Laura 先前所说的相互矛盾，即在她处于压力下时她抠得更少，而周末由于缺少要求而变得更糟。她可能没有预料到自己的问题会有如此迅速的变化，并且没有将这种变化与看似如此无伤大雅的任务联系起来，因此可能用常识性观念来解释这种变化，即她的压力较小。

观察员之一 John Weakland（J. W.）进入房间，对她的解释发表评论。

J. W.： 我安心了，实际上，我们所有人都在后面的房间里松了一口气，因为你正在缓和抠脸程度上的急剧变化，你说这是由于出现了一些不同寻常的情况，而且时好时坏，所以上周的改善可能没有看起来的那么重大，可能只是暂时的。那很好。但与此同时，我不知道我们如何才算足够强调：改变太快就有危险。而你应该记住这一点，以便可以监督自己不要被跑太快给带走了。因此，我认为怎么强调都不过分，这是人们的自然倾向，满心期待改善而对危险视而不见或者直接忽略危险。但是，如果你想要一种足够坚实的东西，而不是建造好又倒掉，那么你就必须把持住自己，让这件事慢慢来。

Laura： 好的。

Weakland 对 Laura 的解释是改善需要慢慢来，这是对治疗师评论的重申，也是该策略的延续："你应该抠脸。"这种干预也向来访者暗示，她已经完成了一种"疗愈"的行动设置，而且这种设置将自行运转，只需要她持续关注、保持速度不要太快就可以了。这是对来访者"必须继续努力克服问题"这个指令的一种逆转，而原先的指令是一种更为悲观的概念。

Laura：　我认为一次迈出一步是有道理的，因为我这个问题已经存在很多年了。它可能保护了我免受其他困扰，但现在是时候放弃它了。有一件我必须更好应对的事是我的果断，这是我工作中需要掌握的东西。特别对于女性来说，这很重要。

治疗师：　我们已经说了我们所有的话，我们不想给你新的任务了。我们甚至不希望你重复旧的任务。

Laura：　（惊讶）哦！好。

治疗师：　但是，如果以你的最佳判断，你认为它可能有用但不是太有用，你可以重复一次。

Laura：　我每周只能做一次，对吗？

治疗师：　你来判断，这样做是否没有让事情推进得太快，这样就有帮助。另一件事是，我们特别希望你观察一下，你在保持果断方面遇到怎样的困难。同样，在什么样的情境中进行观察，是在工作中还是生活中，这取决于你。这与你抠脸无关。

Laura：　好的。

第四小节

治疗师： 我们已经将决定权留给了你，无论你是要提高一个等级还是保持不变。在过去的 2 周中，进展如何？

Laura： 嗯，我有点担心，因为我要过两个星期。当我上次见到您时，我的皮肤处于相当不错的状态，但我担心会刮伤它直到再次毁了它为止。然后，尽管我对此感到担心，但十天来我几乎没有挠过它。我担心它会爆痘，所以我非常焦虑，但是好几天以来，它的外观都非常好，而且我没有挠它。然后，上个星期六，我确实抓了一下，但是这样做后我感觉好多了。我认为我只是太担心了，以至于我做完之后才意识到事情并没有我想像的那么糟糕。我松了口气。然后，在最近几天里一切都愈合了。只有非常小的抓挠，这不像是严重的抠挖和抓挠，它只是轻微的刮擦，到现在为止，清理得非常好。因此，我近两周都只是偶尔这里那里的发作。我对此**感到**非常焦虑，但并没有顺着内心大量的**冲动采取行动**。

治疗师： 这与你以前做的行为不一样吗？

Laura： 是的。

治疗师： 你意识到自己是如何做到的吗？

请注意，治疗师没有询问"你是如何做到的"。以这种形式提出问题会有来访者以否定主动做了任何事情来回应的风险，他可能回应说也许只是被动地接受了某些外部影响："哦，我什么也没做。它就发生了。"

但是以"你意识到……吗"的形式，则把否定的回答变成了一种肯定的回答，这种肯定是在这个意义上讲的："我是做了什么，但是我不知道怎么发生的。"（我们感谢 Milton Erickson 的这种非常有用的形式让语言变得有影响力）

Laura：   我尽了最大的努力来安排日程并与人见面，这使我更加容易不去抓自己的脸。"你知道，你明天必须见 Judith"，或参加公司会议并向总裁做演讲，"你不想满脸瑕疵地坐在那个房间里"。但是我对此感到非常焦虑，以至于我感到几乎和抓了脸一样糟糕！

治疗师：   这听起来有点奇怪，但是我真的很高兴听到你至少保留了对抓挠脸部的焦虑感。至少你没有在行为和焦虑方面都进展得那么快。

Laura：   哦！有道理。

治疗师：   这是你仍然可以控制改善此问题速度的一种方法。一步一步来。你选择从行为开始，不去做它，然后焦虑可能会随之而来。

Laura：   好的。与其希望完全控制住抠脸，不如希望或多或少都处于控制之中，而不是全控或失控。那会很好。因为我注意到我有一个问题：如果我只有一个粉刺并且抓挠它，我会难受得好像我做了件恐怖的事情一样；我把每件事都办好或每件事情都搞砸，这会影响我的整体情绪以及如何对待每件事。一个甜甜圈毁了一整天！

您知道，事实上，好多天我都起床并真正感到放松，就像我看起来很正常，而且真的很整洁。我看上去并不奇怪，早上不需要做怪异的事情来减轻肿胀。这真是一种非常不同的生活，几乎是。这非常令人安慰。能够慢跑并遇到认识的人，而不必害怕也不必遮住脸，这样真好。

稍后在这一小节中，Laura 谈到了缺乏果断的问题。她报告说，出乎意料地，她给母亲打了电话，她的母亲曾经扬言要在不久的将来突然探访，不会通知她。Laura 说，在过去，她会被动地听而不提及她想在母亲探访前得到充分的通知。这次，她很惊讶地发现自己告诉母亲，她不想因母亲某次拜访而感到吃惊，并且她需要至少提前 2 周得到通知，而不是接到从机场打来的意想不到的电话说她刚刚抵达。

再次，在来访者汇报了明确的改善后，治疗师回应说担心 Laura 的改善速度可能过快。Laura 回答说："嗯，这需要一些练习，我最好尽快开始！"

这一小节的剩余部分涉及对当时问题所在的评估；这种讨论大部分发生在来访者一直在报告确定且明显的改变时。

在很多情况下，即使按客观标准来说问题没有完全解决，来访者也会做出这样的报告。我们感兴趣的是，改善的程度是否是让**来访者**满意的，而不是使我们满意。换句话说，来访者是否仍将自己剩余的困难视为**问题**？如果她认为是问题，我们将继续进行治疗；如果她觉得不是问题，我们会核查，看看来访者是否准备好终止治疗。如果来访者确实希望终止，我们很乐意接受来访者的价值观，不过，在可能的情况下，我们为继续治疗随时敞开大门。

Laura 感到高兴的是，她现在可以在早晨离开家，而无须为外表进行烦琐而费时的仪式了。对于她来说，这就是成功的标准，因此她和治疗师同意终止治疗。因为她只使用了四次治疗，所以她被告知还有六小节治疗会谈保存在中心，如有需要，她可以使用其中一个小节或全部小节。

随访

按照我们的习惯，我们在 Laura 最后一小节的 3 个月后进行了随访。当时她说她抠脸不像以前那么多了，最多每月 1 次或 2 次，有时更少。她补充说，她已经减轻了一些体重，总的来说，她感觉有了很大的进步。她对家人更加果断，与母亲建立了规则，使她感到更加自在。

在治疗结束后一年的随访中，Laura 报告说，她有时候仍然有些抠脸的行为，但不会导致无法出门的烦恼了。她有时候会连续几个星期完全不抠。她对自己更加自信，其标志之一是她不再回避朋友。她觉得与母亲的关系好多了。最后，她觉得没有必要进行任何进一步的治疗。

· · ·

对于 Laura 和许多来访者，收集他们改变的动机并不是什么艰巨的任务。通常，我们会竭尽全力留意来访者的参考框架，并将这种视角纳入我们展现的构建中，以解释为什么从他们一直在做的事情上转移开在逻辑上是必要的，因此需要用一种非常规但符合逻辑的方法来应对他们的困难。

但是，有很多来访者对我们治疗方法的这个方面，即获得他们的配合，去做一些和之前解决该问题的做法完全不同的事情，提出了相当大的挑战。我们未能鼓励来访者做出这一转变是造成我们案例失败的很大一部分原因。

下一章探讨的主题是，我们在劝说某些来访者采取与其尝试未果的方法不同的方案时的失败。

第 9 章

我们将何去何从

我们习惯于回顾那些没有成功的案例，看看如果该案例可以重新来过的话，我们会做哪些不同的处理。我们的优化评估找出了似乎在失败个案中最突出的一些因素。

问题是什么

在我们工作的早期，我们很难获得关于来访者诉求的清晰表述。在短程心理治疗中心曾经有过这样的案例：根据研究的设计方案，我们必须在 10 个小节结束时终止治疗，而在终止治疗时，我们还没有搞清楚来访者到底有什么问题！因此，我们连引出来访者处理问题（不管它是什么问题）的尝试未果的方法这一点都没达到，更别说对该尝试未果的方法进行干预了。

随着时间的推移，我们在探明清晰信息方面进行了改进，而这个因素作为导致失败的原因已经大大减少了。我们通常在第一小节会谈中就能理解来访者诉求的问题。

倾听

在某些情况下，曾有而且仍然有一些因素没有得到改善。例如，在弄清他们已经做了哪些尝试之前，我们过于仓促地向来访者建议一些行动；我们没有识别或探出来访者关于他们问题的位置或参考框架。随着时间的推移，这些因素也变得不那么麻烦了，主要是因为我们不断提醒自己要多**倾听**来访者。

获得依从

最后，在一些案例里我们失败了，不是因为上述任何一个因素，而是因为我们无法让来访者接受对他在试图解决问题时所使用的方式进行改变。

通俗点来说，我们未能向来访者成功"营销"。这种失败是在严重案例治疗不成功时最常见的因素，这也是最令我们受挫的经历。在处理大多数其他问题时，我们能够获得关于诉求和来访者尝试未果的方法的清晰信息；我们能够形成一个建议，然后找到一些可信的解释，来解释他们为什么需要脱离他们的习惯做法而采取合适的替代性行动。然而，在我们称之为严重或令人生畏的问题中，最后一步的问题更大。我们的受挫来自我们认为已经有了需要进行决定性干预的所有资料，我们确切地知道，如果我们能让来访者做出改变，他们的问题很可能会得到改善；但令我们沮丧的是，我们发现无法让他们尝试新的方法。

当我们仔细地为改变他们的努力构建了一些理由之后，来访者完全同意这样的构建，并且进一步同意遵从具体的建议，但是在下一次会谈时他们报告没有这样做，我们的沮丧就更加强烈了。

通常，他们给出的不依从的理由是模糊的，或者根本没有给出任何解释。然而，在少数情况下，来访者的解释是明确的，而且他们的解释相当相似。他们都感觉，自己采取任何不同举措，都将冒使问题恶化的极高风险，并有可能导致一场灾难。

例如，一个被贴上精神分裂症标签的年轻人，他的父母把他当作婴儿对待。他们并不是故意要这样做，但他们强烈地感到他需要知道他们是关心他的，他是"家庭的一部分"。他们试图通过推迟自己的晚餐来表达他们的关心，直到他"屈尊"下楼与他们共进晚餐。这可能需要半个多小时，他的母亲还得去他房间好几次，礼貌地提醒他晚餐准备好了。

我们解释说，尽管他们可能考虑得很周到，但这样做有可能使他有担负责任的压力，而拖延了他们的晚餐会对他植入一种内疚感。他们完全同意这个想法很有道理。然后，我们指导他们，只能提醒他一次吃饭的事，然后等 5 分钟，如果那时他还没有下来，他们就自己吃饭。我们问他们这样做会不会有什么问题，他们欣然回答说不会有任何问题。然而，当他们回来的时候，他们不好意思地说他们没有这样做。他们解释说，他们仍然担心他会把不带他一起吃当作拒绝，这会让他精神崩溃。他们补充说，他在大约 1 年前就有过这样的崩溃，结果住院时间很长；他们当时的解释是，他觉得自己被他们拒绝了。

我们知道，在令人生畏的案例中，存在着对某种灾难的现实性担忧。在重度抑郁中，人们担心的是自杀，或者至少是财务崩溃；在厌食症中，人们担心的是对饥饿或其他不幸的健康问题导致死亡的恐惧；在妄想症中，人们担心的可以是对一些不可预测的和残暴行为的恐惧。严重的问题发生在青少年或年轻成人身上，至少会引发父母担心孩子过着边缘的生活、失败和无法自立的一生。眼睁睁地看着自己的孩子受苦受难，脱离同龄人的主流，并有可能成为他们终生的负担，这对父母来说是一个悲剧。对他们而言，这是灾难。

来访者有时会表现出强烈的情绪：压力性话语、哭泣、绞着双手、恳求地看着你。在这种情况下，你可能很难记住，来访者的痛苦源于未解决的问题，而你的工作是帮助来访者解决问题。取而代之的是，你很容易陷入来访者的情绪化，把注意力转移到来访者的情绪上。这并不意味着你需要粗暴地处理手头的任务，完全无视来访者的痛苦。你可以坦率地承认来访者的感受，同时仍然提醒来访者你们会面的主要目的："你生气是可以理解的。你是不是心烦意乱到无法从我们上次中断的地方继续讲下去？我们可以下次再谈这个。"

恐惧的来访者

至少在目前，我们认为，促使来访者面对严重问题的一个策略性因素是，他们被他们所推测的家庭成员（主要是子女或配偶）具有的脆弱性吓到了。对他们来说，坚持尝试未果的方法不仅仅是"唯一合理的事情"，而且恰恰正是这根脆弱的细线把灾难挡在了门外。虽然我们已经成功地将许多来访者从原来的方向上引导开，但我们仍需要找到一种更一致、更可靠的方法，以在所有严重的案例中实现这种转变。

．．．

对我们来说，这是一个挑战：帮助来访者克服或处理他们受到的威胁，从而使他们脱离习惯的努力方向。在许多其他情境中，是由变革者来完成这种转向的；这些人也需要让来访者脱离原本情境中符合逻辑和本能的事，该情境中来访者对灾难性结果怀有可以理解的恐惧。例如，在飞行指令中，"本能"是将机头向上拉，以获得或保持高度，但这可能会导致"失速"，即飞机会发生突然而可怕的坠落。纠正失速所要求的动作是让机头**下垂**（在某些类型的飞机上，只要松开操纵杆或轭架就能纠正失速。而正是因为学员不断地向后拉，才维持了失速，并因此导致飞机坠毁）。学员面临的是他或她认为迫在眉睫的死亡，但需要学会无视本能，做一些看似不合逻辑的事情，才可能获救。

其他涉及极其危险的活动包括滑雪和骑马。学习滑雪者害怕头朝下从陡坡上摔下来，可能会"本能地"将身体向后倾斜，这反而有摔倒的危险。马术学习者因为害怕从马背上摔下来，可能会"本能地"将身体前倾，趴在马的脖子上，但他会因为重心剧烈地改变而从马上摔下来。因此，在这些活动中，学员们某种程度上被训练成违背本能，在面对灾难时去相信不合逻辑的东西。

我们相信，从这些其他变革者的经验中获益将会有所帮助，他们每天都面临着与我们相似的任务。他们如何让害怕的人遵从违反直觉的指示？他们是如何得出这些方法的？他们会针对特定学生定制方案么？至少，这些提问会带来非常有趣的故事。

参考文献

[1] Bateson, G., Jackson, D. D., Haley, J., and Weakland, J. H. "The 'Double Bind' Hypothesis of Schizophrenia and Three Party Interaction." In D. D. Jackson (ed.), *The Etiology of Schizophrenia*. New York: Basic Books, 1960.

[2] Cade, B., and O'Hanlon, W. *Brief Guide to Brief Therapy*. New York: Norton, 1993.

[3] Crispo, R., Figueroa, E., and Guelar, D. *Trastornos del Comer* [Eating Disorders]. Barcelona, Spain: Editorial Herder, 1994.

[4] de Shazer, S. *Keys to Solution in Brief Therapy*. New York: Norton, 1985.

[5] Fisch, R. "Sometimes It's Better Not to Let the Right Hand Know What the Left Hand Is Doing." In P. Papp (ed.), *Family Therapy: Full Length Case Studies*. New York: Gardner Press, 1977.

[6] Fisch, R. "Training in the Brief Therapy Model." In H. A. Liddle, D. C. Breulin, and R. C. Schwartz (eds.), *Handbook of Family Therapy Training and Supervision*. New York: Guilford Press, 1988.

[7] Fisch, R. "The Broader Implications of Milton H. Erickson's Work." In S. Lankton (ed.), *The Broader Implications of Ericksonian Therapy*. Ericksonian Monographs, no. 7. New York: Brunner/Mazel, 1990.

[8] Fisch, R. "Basic Elements in the Brief Therapies." In M. F. Hoyt (ed.), *Constructive Therapies*. New York: Guilford Press, 1994.

[9] Fisch, R., Weakland, J. H., and Segal, L. *The Tactics of Change: Doing Therapy Briefly*. San Francisco: Jossey-Bass, 1982.

[10] Gill, L. Stop—*You're Driving Me Crazy!* New York: Simon & Schuster, 1999.

[11] Haley, J. *Uncommon Therapy: The Psychiatric Techniques of Milton H. Erickson, M.D.* New York: Norton, 1973.

[12] Ruesch, J., and Bateson, G. *Communication: The Social Matrix of Psychiatry*. New York: Norton, 1951.

[13] Schlanger, K. "Looking Back, Looking Forward; Reflections in the MRI Mirror." In W. Ray and S. de Shazer (eds.), *Evolving Brief Therapies: Essays in Honor of*

John H. Weakland. Atlanta: Geist and Russel, forthcoming.

[14] Schlanger, K., and Anger-Diaz, B. "A Threat of Suicide: The Client's or the Therapist's Próblem?" *AFTA Newsletter*, Spring 1996, pp. 10–13.

[15] Schlanger, K., and Anger-Diaz, B. "The Brief Therapy Approach of the Palo Alto Group." In F. Worchel (ed.), *Casebook in Marriage and Family Therapy*. Pacific Grove, Calif.: Brooks/Cole, forthcoming.

[16] Shute, N. "The Drinking Dilemma." *U.S. News and World Report*, Sept. 8, 1997.

[17] Sullivan, H. S. *Schizophrenia as a Human Process*. (H. S. Perry, ed.). New York: Norton, 1962.

[18] Watzlawick, P., Weakland, J. H., and Fisch, R. *Change: Principles of Problem Formation and Problem Resolution*. New York: Norton, 1974.

[19] Watzlawick, P (ed.). *The Invented Reality*. New York: Norton, 1984.

[20] Weakland, J. H. "Pursuing the Evident into Schizophrenia and Beyond." In M. M. Berger (ed.), *Beyond the Double Bind: Communication and Family Systems, Theories, and Techniques with Schizophrenics*. New York: Brunner/Mazel, 1978.

[21] Weakland, J. H., and Fisch, R. "A Case of Minimal Brain Damage Treated With Brief Psychotherapy." In D. M. Ross and S. A. Ross (eds.), *Hyperactivity: Research, Theory and Action*. New York: Wiley, 1976.

[22] Weakland, J. H., and Fisch, R. "Brief Therapy—MRI Style." In S. Budman, M. F. Hoyt, and S. Friedman (eds.), *The First Session in Brief Therapy*. New York: Guilford Press, 1992.

[23] Weiner-Davis, M, *Divorce Busting*. New York: Simon & Schuster, 1992.

[24] Wittezaele, J. J., and Garcia, T. *A la Recherche de L'Ecole de Palo Alto*. France: Editions du Seuil, 1992.